Heidelberger Taschenbücher Band 128

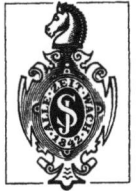

R. E. Froelich · F. M. Bishop

Die Gesprächsführung des Arztes

Ein programmierter Leitfaden

Übersetzt aus dem Englischen
von H. Renschler und D. Renschler

Mit 5 Abbildungen

Springer-Verlag
Berlin · Heidelberg · New York 1973

Robert E. Froelich, M. D.
Professor of Psychiatry, Consultant
University Family Medicine Clinic,
School of Medicine,
University of Oklahoma,
Oklahoma City, Oklahoma

F. Marian Bishop, Ph. D., M.S.P.H.
Professor of Community Health,
School of Medicine,
Professor of Human Ecology and Sociology,
School of Health,
University of Oklahoma,
Oklahoma City, Oklahoma

Professor Dr. Hans Renschler
Lehrstuhl für Didaktik
der Medizin,
Universität Bonn.

Doris Renschler, M. A.

Titel der amerikanischen Originalausgabe:
Medical Interviewing
A Programmed Manual
Second Edition
© by C. V. Mosby Company, St. Louis, USA, 1972

ISBN-13:978-3-540-06243-1   e-ISBN-13:978-3-642-80745-9
DOI: 10.1007/978-3-642-80745-9

Das Werk ist urheberrechtlich geschützt. Die dadurch begründeten Rechte, insbesondere die der Übersetzung, des Nachdruckes, der Entnahme von Abbildungen, der Funksendung, der Wiedergabe auf photomechanischem oder ähnlichem Wege und der Speicherung in Datenverarbeitungsanlagen bleiben, auch bei nur auszugsweiser Verwertung, vorbehalten.

Bei Vervielfältigungen für gewerbliche Zwecke ist gemäß § 54 UrhG eine Vergütung an den Verlag zu zahlen, deren Höhe mit dem Verlag zu vereinbaren ist.

© by Springer-Verlag Berlin · Heidelberg 1973

Library of Congress Catalog Card Number 73-77675

Die Wiedergabe von Gebrauchsnamen, Handelsnamen, Warenbezeichnungen usw. in diesem Werk berechtigt auch ohne besondere Kennzeichnung nicht zu der Annahme, daß solche Namen im Sinne der Warenzeichen- und Markenschutz-Gesetzgebung als frei zu betrachten wären und daher von jedermann benutzt werden dürften.

Herstellung: Oscar Brandstetter Druckerei KG, 62 Wiesbaden

Gewidmet
Dr. Edwin Jacob Froelich, M. D.

Der Erfolg seiner 51jährigen ärztlichen Praxis basierte auf seiner meisterhaften Beherrschung des ärztlichen Gespräches

Vorwort zur 2. Auflage

Kapitel 3 im Fall 2 wurde aus der Fernsehaufzeichnung der Anamneseerhebung bei einem Patienten durch Dr. Thomas N. Rusk, M. D., übernommen. Die Durcharbeitung dieses Gespräches durch Dr. Rusk und seine Verbesserungsvorschläge haben zur Klarheit beigetragen. Wir bedanken uns für seine Hilfe. Der Unterricht, den Dr. Gordon Deckert, M. D., für Medizinstudenten des 1. und 2. Jahres gab, regte uns zur Überarbeitung dieses Leitfadens an.

Vorwort zur 1. Auflage

Viele Studenten und Kollegen haben diesen Leitfaden während verschiedener Phasen seines Entstehens durchgelesen oder neue Ideen dazu beigetragen. Dr. Phillip Hunt, M. D., der als Medizinstudent mit uns gearbeitet hat, entwickelte mehrere der originalen Übungsgespräche. Dr. Merlyn Herrick, Ed. D., überprüfte die didaktische Methodik. Robert Kimpton, M. S., Lehrer und Autor auf dem Gebiet der Naturwissenschaften, war eine ständige Quelle der Ermutigung und ein Kritiker, der uns zwang, unsere Ideen klar auszudrücken. Dr. Murray Wexler, Ph. D., hat den Leitfaden freundlicherweise durchgesehen und zahlreiche konstruktive Vorschläge gemacht. Weiterhin trugen Dr. Leta Adler, Ph. D., und die Ärzte Donald Carter, Jack Colwill, Rae Froelich, Nathaniel Galloway, Fernando Tapia und James Weiss zu dem Leitfaden bei.

Aufrichtigen Dank schulden wir den Studenten der Medizinischen Fakultät der Universität von Missouri, die im Jahre 1970 den ersten Entwurf des Werkes durcharbeiteten und in ihren Antworten freimütig Verbesserungsvorschläge machten, Kommentare gaben und die Zeit vermerkten, die sie zur Durcharbeitung benötigten.

Inhaltsverzeichnis

Anleitung 1

Teil I Das ärztliche Gespräch 3

Einleitung 5

1. Vorbereitung des Gespräches 9
   - a) Allgemeine Gesichtspunkte 9
   - b) Zweck der Anamneseerhebung 11
   - c) Angaben über den Patienten, die vor Beginn des Gespräches zur Verfügung stehen müssen 14
   - d) Quellen der Daten 17

2. Einleitung des Gespräches 19
   - a) Verhalten bei der Eröffnung des Gespräches . . . 19
   - b) Händedruck 22
   - c) Begrüßungsworte 22
   - d) Behandlungsvertrag 25
   - e) Ermunterung und offene Fragen 26

3. Förderung der freien Aussage des Patienten . . . 29
   - a) Beistand und Beruhigung 29
   - b) Anteilnahme, Empathie 31
   - c) Konfrontation 35
   - d) Reflexion 37
   - e) Interpretation 38
   - f) Schweigen 41
   - g) Zusammenfassung 47

4. Gewinnen besonderer Informationen 50
   - a) Katalogfragen 50
   - b) Direkte Fragen 52
   - c) Dichotomische Fragen 56
   - d) Suggestivfragen 57
   - e) Sondierungsfragen 59

5. Gestaltung der Anamneseerhebung 61
   - a) Strukturierung durch die „natürliche" Umgebung . 61

b) Strukturierung durch den Patienten 63
c) Strukturierung durch den Arzt: Planung der Anamneserhebung 65

6. Besondere Probleme beim Gespräch 68
   a) Antagonistische Fragen 68
   b) „Warum"-Fragen 72
   c) Unterbrechung der Anamneserhebung 73
   d) Wechsel des Themas 75
   e) Wenn der Patient Fragen stellt 78
   f) Aufklärung über eine schwere Erkrankung 81
   g) Orientierende Prüfung der geistigen Fähigkeiten . . 84
   h) Rechenvermögen 85
   i) Abstraktes Denken 85
   k) Orientierung 85
   l) Urteilsfähigkeit 86
   m) Gedächtnis und Merkfähigkeit 86
   n) Allgemeinwissen 87
   o) Aufmerksamkeit 87
   p) Fragen bei Selbstmordverdacht 88

7. Abschluß des Gespräches 91
   a) Abschluß des Gespräches 91
   b) Überweisung eines Patienten 93

8. Zusätzliche Beobachtungen 97
   a) Haltung 97
   b) Stimme 98
   c) Kleidung 98
   d) Gefühle des Arztes 99

9. Das Gespräch in der Familie 101

Teil II Übungen 111

Einleitung 113
Fall 1: Herr Arnold – Ein Patient aus der inneren Medizin 115
Fall 2: Herr Marschall – Auffangen einer Krise 138
Fall 3: Frau König – Ein Eheproblem 155
Fall 4: Herr Höfer – Ein ängstlicher Patient 164
Fall 5: Herr Neumann – Ein defensiver Patient 175
Fall 6: Frau Braun – Eine herausfordernde Patientin . . 186
Fall 7: Frau Möller – Eine manipulative Patientin 197
Literatur 209
Sachverzeichnis 211

Anleitung

Dies ist eine programmierte Unterweisung. In ihr sollen Sie Fragen beantworten, in gestellten Situationen sich äußern und Ihre Antworten danach mit denen der Autoren vergleichen. Die Verantwortung, dabei etwas zu lernen, liegt allein bei Ihnen. Sie müssen Ihre Antworten selbst auswerten und entscheiden, ob sie den gegebenen Kriterien entsprechen. Danach müssen Sie selbst festlegen, ob Sie frühere Abschnitte nochmals wiederholen oder intensiv durcharbeiten sollen. Durch Ihre aktive Beteiligung, die durch die Programmierung bedingt ist, haben Sie die Möglichkeit, mittels der Simulation, praktische Erfahrung zu sammeln. Die Folgen Ihrer Fehler sind dabei nicht von Patienten zu tragen.

Das Buch ist in zwei Teile gegliedert. Im ersten Teil wird eine Einführung in die verschiedenen Reaktionsarten gegeben, die der Arzt beherrschen sollte. Der zweite Teil enthält beispielhafte Gespräche mit Patienten, in denen die Technik der Gesprächsführung geübt werden kann.

Die in diesem Buch ständig wechselnde Programmiertechnik wurde gewählt, da diese das wirksamste Mittel ist, um den Gegenstand darzustellen und den Studenten Möglichkeiten zur Übung zu geben und dabei ihre Aufmerksamkeit ständig zu fesseln. Der Leitfaden behandelt die Verfahren und Techniken der Gesprächsführung, wie sie dem Arzt zur Verfügung stehen. Er behandelt weiterhin die Systematik der Informationen, die der Arzt von einem Patienten benötigt. Diese beiden Teile einer Anamneseerhebung oder auch einer Gesprächsführung lassen sich nicht immer streng voneinander trennen. Je nach der Situation steht daher der eine oder der andere Gesichtspunkt im Vordergrund.

Die Abschnitte des Buches lassen sich dem Inhalt nach in drei verschiedene Typen gliedern: Information, Fragen und Antworten.

Abschnitte mit *Information* sind nicht numeriert und verlangen keine Antwort.

Abschnitte mit *Fragen* sind numeriert, sie verlangen eine oder mehrere Antworten.

Abschnitte mit *Antworten* sind im Druck eingerückt und folgen dem Wort **Antwort**.

Häufig ist eine schriftliche Beantwortung erforderlich. Das Niederschreiben Ihrer Antwort erweist sich als nützlich, um den richtigen Ausdruck zu finden. Im Grunde sollten Sie jedoch in der Lage sein, die erforderliche Antwort frei auszusprechen, gerade wie es in einem Gespräch geschieht. Sowohl Ihr Interesse an dieser programmierten Unterweisung als auch die Fähigkeit, daraus zu lernen, wird davon abhängen, ob Sie Ihre eigenen Antworten festlegen, ehe Sie die vorgeschlagenen Antworten nachlesen. Die Abschnitte mit den Antworten folgen jeweils auf die freien Felder, in die Sie Ihre Antwort eintragen können. Es ist nützlich, wenn Sie an dieser Stelle nicht weiterlesen, sondern die Antwort so lange abdecken, bis Sie Ihre eigene Formulierung gefunden haben. Ihre Art zu lernen ist genauso eine persönliche Eigenschaft wie die Farbe Ihrer Augen. Gehen Sie daher so vor, wie es Ihnen am besten paßt.

Das folgende Beispiel zeigt die Anordnung von *Information, Frage* und *Antwort:*

Information: Programmierte Instruktion und individuelles Lernen.
    Die wichtigsten Forderungen der programmierten Instruktion sind: Der Unterrichtsstoff muß in Lehrschritte gegliedert sein. Der Lerner muß zu jedem Lehrschritt eine Eigentätigkeit verrichten. Die Reaktion der Lerner soll in kürzester Frist beurteilt werden. Die Übermittlung eines neuen Lehrschrittes an den Lerner soll in Abhängigkeit seiner Reaktion erfolgen. Der Lehrweg muß für verschieden reagierende Lerner unterschiedlich gemacht werden.

Frage: 1. Ermöglicht die programmierte Instruktion ein individuelles Lernen?

Meine Antwort

Antwort: **Antwort:** Beim Einhalten der Forderungen bewirkt die programmierte Instruktion die individuelle Gestaltung des Lernens und fördert so die Selbständigkeit der Lerner.

Teil I
Das ärztliche Gespräch

Einleitung

Für jeden Arzt hängt, unabhängig von der Art seines Spezialgebietes, die Fähigkeit, eine zufriedenstellende Arzt-Patientenbeziehung herzustellen, ganz entschieden von seiner Geschicklichkeit bei der Erhebung der Anamnese und im ärztlichen Gespräch ab. In dieser Anleitung soll der Student die grundlegenden Fähigkeiten der ärztlichen Anamneseerhebung durch aktive Beteiligung an simulierten Gesprächen mit Patienten erlernen. Als Folge der zunehmenden Zahl von Studenten und der begrenzten Zahl klinischer Lehrer, die die Technik der Anamneseerhebung unterrichten können, ergibt sich die Notwendigkeit für eine Methode des Selbstunterrichtes und für die Simulation der alltäglichen Wirklichkeit.
Obwohl alle Menschen miteinander in Kommunikation stehen können, muß es als eine seltene Gabe angesehen werden, ein ärztliches Gespräch erfolgreich zu führen. Es ist ein allgemeiner Trugschluß, daß die Erteilung der Approbation als Arzt gleichzeitig die Befähigung verleiht, in besonderer Weise mit anderen Menschen zu verkehren und dabei Informationen zu erhalten und positive Reaktionen auszulösen. Kein akademischer Titel garantiert dieses Können. Dagegen sind Wissen, Übung und Erfahrung nötig, um genaue, voraussehbare, wirksame und gleichzeitig befriedigende Techniken der Kommunikation zu entwickeln und die vielen Methoden der Befragung zu beherrschen.
Dem Arzt stehen viele hochentwickelte technische Diagnoseverfahren zur Verfügung. Er kann die Körperhöhlen inspizieren, kann die Verschattungen verschiedener Teile eines Körpers bei der Röntgenuntersuchung interpretieren. Er kann die Körperfunktionen ständig überwachen, die Flüssigkeiten des Körpers analysieren, Gewebsstückchen für mikroskopische Untersuchungen entnehmen und letzten Endes den elektrischen Strom lebenden Gewebes aufzeichnen und analysieren. Alle diese Verfahren bringen einen großen technischen und zeitlichen Aufwand mit sich, häufig jedoch erfordern sie nur wenig Zusammenwirken zwischen Arzt und Patient. Sie verschaffen dem Arzt Informationen und sind oft sogar in der Lage, einen individuellen Organismus biologisch zu beschreiben. Sie können aus den Ergebnissen dieser Untersuchungen aber nicht die Besonderheiten von

Herrn Müller herauslesen und diesen damit von Herrn Meier und Herrn Schneider unterscheiden. Keine mechanische Messung kann die sorgfältige Erfassung des Patienten als Persönlichkeit ersetzen. Es ist weiterhin unwahrscheinlich, daß selbst der spektakulärste wissenschaftliche Fortschritt das Arzt-Patientenverhältnis vollkommen ersetzen kann.
Der Patient ist weiterhin sozusagen ein Verbraucher ärztlicher Ware und ärztlicher Dienstleistung. Als Verbraucher fordert er Sorgfalt in medizinischen Dingen und der Arzt kann sich diesen Forderungen nicht widersetzen. Der Patient verlangt vom Arzt sowohl die Beherrschung der technischen Mittel als auch menschliches Mitgefühl. In der Vorstellung der meisten Patienten sind diese beiden Eigenschaften, nämlich Mitgefühl und Kompetenz untrennbar. Spürt der Patient einen Mangel an persönlichem Interesse von seiten des Arztes, so meint er auch, daß dieser kein Interesse hat, seine wissenschaftlichen Fähigkeiten zu verbessern und anzuwenden. Könnte es aber nicht möglich sein, daß ein scheinbarer Mangel an Interesse in Wirklichkeit das Fehlen ausreichender Fertigkeiten der Gesprächsführung bedeutet? Sollte dies so sein, so wäre es nachlässig, diese Unfähigkeit nicht zu beseitigen.
Eine gute Anamneseerhebung stellt einen direkten Weg zum Verständnis der Schwierigkeiten des Patienten dar. Oft erscheinen Beschwerden lange ehe die heute üblichen Laboratoriumsuntersuchungen in der Lage sind, eine Störung der Funktionsabläufe nachzuweisen. Eine sorgfältige, in Einzelheiten gehende, richtig analysierte und interpretierte Vorgeschichte, kann in den meisten Fällen den Arzt zu einer genauen Diagnose und zu einem erfolgreichen Behandlungsplan führen. Das Gespräch mit dem Patienten bei der Anamneseerhebung kann heilsame Beziehungen zwischen dem Patienten und dem Arzt herstellen, die den Patienten für eine Zusammenarbeit mit dem Arzt motivieren.
Geschicklichkeit und Zeit sind zwei miteinander in Beziehung stehende Bestandteile einer erfolgreichen Anamneseerhebung. Der Arzt braucht um so weniger Zeit, je größer sein Können ist. Wenn in der Praxis die Beschränkung der Zeit dem vielbeschäftigten Arzt Probleme aufgibt, so wird die Forderung um so dringlicher, seine Fertigkeit in der Durchführung und in der Steuerung des Gespräches zu vervollkommnen. Der Arzt muß genügend Erfahrung haben, um selbst unter Zeitdruck einen verbindlichen und nicht gehetzten Eindruck zu erwecken. Herr Schmitz muß das Gefühl haben, daß er die ungeteilte Aufmerksamkeit und Tatkraft des Arztes während des gesamten Gespräches erhält.
Das Honorar einer ärztlichen Beratung entspricht den Kosten, die durch den Betrieb der Praxis entstehen. Die Zeit, die benötigt wird, die Anamnese zu erheben und die dabei gewonnenen Informationen festzuhalten, stellen einen Teil des Betrages dar, der dem Patienten in Rechnung gestellt wird.

Wenn ein Patient zum Beispiel einen kurzen Besuch in einer ärztlichen Sprechstunde macht und dabei 8 Minuten mit dem Arzt zubringt und der Arzt weitere 3 Minuten benötigt, um seine Aufzeichnungen zu machen, stellen diese 11 Minuten insgesamt 8,3% der stündlichen Betriebskosten dar. Wenn wir davon ausgehen, daß die Betriebskosten DM 180,– pro Stunde betragen, würde der kurze 8-Minutenbesuch beim Arzt DM 33,– kosten, um sowohl die festen Kosten als auch das Gehalt des Arztes abzudecken.

Verschiedene Möglichkeiten werden benutzt, um die Zeit zu verkürzen, die zum Aufschreiben und Verarbeiten der Anamnese benötigt wird. Manche Ärzte machen nur sehr kurze, stichwortartige Eintragungen zur Anamnese in der Krankengeschichte und behalten Einzelheiten im Kopf. Der Nachteil dieser Methode ist, daß ein Teil der wichtigsten Informationen verloren gehen kann und nach dem Krankenblatt nicht mehr ausgewertet werden kann.

Eine andere Möglichkeit ist die Methode nach *Weed*. Bei dieser Art der Krankenblattführung wird die Information entsprechend den Problemen festgehalten, wie sie der Patient vorbringt.

Es wird jedoch nur die Information registriert, die dem Arzt zu dieser Zeit wichtig erscheint und die er als direkt mit dem Problem verbunden betrachtet. Der Nachteil dieser Methode ist, daß die Information nicht festgehalten wird, die dem Arzt im Augenblick als nicht relevant für das Problem erscheint. Die Methode nach *Weed* stellt jedoch eine wesentliche Verbesserung gegenüber der traditionellen Methode dar, wenn die Zeit berücksichtigt wird, die zum Durchlesen und Auswerten einer Anamnese oder einer Krankengeschichte benötigt wird.

Es ist zu bemerken, daß die traditionelle Art der Erhebung und der Niederschrift der Anamnese eines Patienten, wie sie in Universitätskliniken weiter betrieben wird, selten von einem selbständigen Arzt in der Praxis oder im allgemeinen Krankenhaus durchgeführt wird. Der Preis, den der Patient dafür bezahlen müßte, schließt dies aus.

Das Erheben und Festhalten einer ausführlichen vollständigen Anamnese sind sehr kostspielige Vorgänge. Sie müssen daher unter wirtschaftlichen Gesichtspunkten ausgewertet werden und gleichzeitig in einer solchen Art ausgeführt werden, daß sowohl der Arzt als auch der Patient davon befriedigt sind.

Beobachtet man Medizinstudenten bei ihrer ersten Anamneseerhebung, so werden zwei Hauptfehler offenbar:

1. Die meisten Studenten benutzen nur einige wenige der vielen verfügbaren Alternativen, ein Gespräch zu leiten und auf einen Patienten einzugehen. Die allgemein übliche Technik ist, direkt spezielle Fragen zu stellen.

2. Die meisten Studenten wissen nicht, was als Nächstes gefragt werden muß.

Das Gespräch scheint unlogisch von Gegenstand zu Gegenstand zu springen, je nach der nächsten Frage, auf die sich der Student gerade besinnen kann. *Diese Anweisung verfolgt die Absicht*, dem Studenten durch *aktives Lernen* Alternativen beizubringen, mit denen er auf einen Patienten eingehen kann und bei ihm ein Gefühl für eine *angemessene Führung eines Gespräches* zu entwickeln.

Bei unseren Erfahrungen im Unterricht von Medizinstudenten werden wir von dem Eifer der Studenten beeindruckt, eine gute Anamnesentechnik zu lernen. Wir können aber auch die Zurückhaltung einiger Medizinstudenten verstehen, die verschiedenen Techniken der Anamneseerhebung an einem zugeteilten Patienten zu üben, zumal dies meist in Gegenwart anderer Patienten geschehen muß. Wir sind der Ansicht, daß eine simulierte Patientenvorstellung dem Studenten die Möglichkeit gibt, vor dem ersten Kontakt mit Patienten allein und in seinem eigenen Tempo Erfahrungen zu sammeln.

1. Vorbereitung des Gespräches

a) Allgemeine Gesichtspunkte

Für eine erfolgreiche Erhebung der Anamnese und zur Führung des Patienten sind das Einholen von Informationen über die Krankengeschichte, das Herstellen eines Arzt-Patienten-Verhältnisses und ein umfassendes Verständnis der Persönlichkeit des Patienten wichtig. Eine Fehldiagnose oder ein Fehler in der Führung des Patienten kann sich aus einem Versagen auf jedem dieser drei Gebiete entwickeln.

1. Ein Patient wurde von verschiedenen Ärzten wegen allgemeiner Schwäche und Pleuraexsudat untersucht. Dann wurde er stationär aufgenommen. Im Krankenhaus führte man ausgedehnte Laboratoriumsuntersuchungen durch, machte Probepunktionen eines Pleuraergusses, ohne jedoch zu einer eindeutigen Diagnose zu kommen. Ein Gastarzt, Dr. Jakob, hörte zufällig die Diskussion der Stationsärzte über diesen Patienten und bat um Erlaubnis, diesen untersuchen zu dürfen. Dr. Jakob erfuhr von dem Patienten, daß er kürzlich nach einer mehrjährigen Tätigkeit in den Tropen in den Ruhestand getreten sei. Dr. Jakob verlangte Laboratoriumsuntersuchungen auf verschiedene Tropenkrankheiten, die in einem Fall positiv ausfielen. Welche Fehler hatten die Ärzte gemacht, die den Patienten seither untersucht hatten?

Meine Antwort

Antwort: Sie hatten die Anamnese nicht vollständig erhoben. Eine vollständige Vorgeschichte hätte ergeben, daß der Patient in einem Teil der Welt war, in dem Amöben als Krankheitserreger üblich sind. Dabei wäre herausgekommen, daß der Patient während seines dortigen Aufenthaltes keine Prophylaxe betrieben hatte. Der Gastarzt hatte eine Stuhluntersuchung auf Amöben sowie weitere Tests angefordert. Möglicherweise lag eine andere Ursache für die Fehldiagnose darin, nicht erkannt zu haben, daß die jetzigen Beschwerden des Patienten auch durch Amöben hätten verursacht sein können. Es war weiterhin falsch, sich nicht über den Ausschluß dieser besonderen, im Bereich des Möglichen liegenden Ursache der Krankheit zu informieren.

2. Ein Hämatologe schloß eine gründliche Durchuntersuchung ab, bei der er 15 Minuten für die Anamneseerhebung aufwendete und zahlreiche Laboratoriumsuntersuchungen hatte durchführen lassen. Er stellte die Diagnose einer Eisenmangelanämie und verordnete eine entsprechende Therapie, auf die der Patient jedoch nicht ansprach. Einige Monate später berichtete der Patient seinem Hausarzt, daß er 1 Jahr zuvor beim Ansaugen einer Benzinleitung versehentlich Benzin geschluckt hatte. Der Patient erwähnte beiläufig, daß er am nächsten Tag den Abgang von Würmern im Stuhl beobachtet hatte. Eine Untersuchung des Stuhles auf Nematoden durch den Hausarzt ergab ein positives Ergebnis. Der Zustand des Patienten besserte sich nach einer Wurmkur und einer nachfolgenden Behandlung seiner Anämie. Welchen Fehler hatte der Hämatologe gemacht?

Meine Antwort

Antwort: Dem Hämatologen war es nicht gelungen, eine erschöpfende Anamnese zu erheben und ein so gutes Verhältnis zu dem Patienten herzustellen, daß dieser die Hemmungen verlor, frei über ein Ereignis zu sprechen, das für die gegenwärtige Krankheit von Bedeutung war. Der Hämatologe erhielt daher keine Information über den Wurmabgang, was die Voraussetzung für eine erfolgreiche Behandlung gewesen wäre. Die Untersuchungen des Stuhles auf Wurmeier sind häufig falsch negativ. Auch die Untersuchung des Stuhles auf okkultes Blut war in diesem Fall negativ.

3. Ein Internist in einer Poliklinik verschrieb einer Patientin mit Hochdruck und Fettsucht eine eiweißreiche, kalorienarme Diät zur Gewichtsreduktion. Die in monatlichen Abständen durchgeführten Kontrollen ergaben keine Gewichtsabnahme. Die Patientin kam dann nicht mehr zur Untersuchung. Der Hausarzt brachte später in Erfahrung, daß die Patientin die Kosten der Diät, wie sie vom Internisten verordnet war, nicht aufbringen konnte. Nachdem der Hausarzt die Diät auf die sozialen und finanziellen Verhältnisse der Patientin zugeschnitten hatte, trat eine deutliche Besserung und eine eindeutige Gewichtsabnahme ein. Welchen Fehler hatte der Internist gemacht?

Meine Antwort

Antwort: Dem Internisten blieb die Patientin fremd. Er behandelte nur die Krankheit, unabhängig von der Person, die an der Krankheit litt.

b) Zweck der Anamneseerhebung

Das Erheben der Anamnese verfolgt vier verschiedene Ziele:
A. Es soll über den Patienten und seine Krankheit Information eingeholt werden, die aus keiner anderen Quelle zur Verfügung steht.
B. Es soll ein Arzt-Patienten-Verhältnis hergestellt werden, das das Erstellen der Diagnose und die nachfolgende Behandlung erleichtert.
C. Dem Patienten soll ein Verständnis seiner Krankheit gegeben werden.
D. Der Patient soll in der Behandlung beraten und geleitet werden.

1. Das Zuhören bei der Anamneseerhebung bei einem erfahrenen Arzt ergab, daß dieser fast ausschließlich gezielte Fragen stellte, die mit einem oder zwei Wörtern beantwortet werden konnten. Welchen der oben angegebenen Zwecke erfüllte der Arzt?

Meine Antwort

Antwort: Die richtige Antwort ist A, da der Arzt wohl die erforderliche Information gewonnen haben dürfte, aber kein Verhältnis zu seinem Patienten herstellte, das das Stellen der Diagnose oder die Durchführung der Behandlung erleichtert und zum Verständnis des Patienten beiträgt. Spezielle Fragen verhelfen weder dem Patienten zum Verständnis seiner Krankheit, noch geben sie ihm eine moralische Stütze. Die unter B, C und D aufgeführten Gesichtspunkte wurden daher nicht berücksichtigt. Wenn der Patient lediglich eine Reihe spezieller Fragen beantwortet, wird er zur Passivität und Abhängigkeit vom Arzt gezwungen. Es wird dabei dem Patienten nicht gestattet, die Verantwortung für seine eigene Vorgeschichte zu übernehmen und es ist zu befürchten, daß er während der ganzen Behandlung in dieser Abhängigkeit verharren wird. Wenn man weiterhin bedenkt, daß 80% der Zeit damit vergehen, daß der Arzt Fragen stellt und der Patient nur während 20% der Zeit spricht, ist die vom Patienten pro Zeiteinheit ermittelte Information sehr gering. Das Verfahren der Anamneseerhebung ist unter diesem Gesichtspunkt nicht sehr wirksam.

2. Beim Erheben der Anamnese können Informationen eingeholt werden, die aus anderen Quellen schwierig oder unmöglich zu gewinnen sind. Sie können ins einzelne gehende Informationen über die Krankheit, die aus anderen Quellen nicht zur Verfügung stehen, ausschließlich vom ... gewinnen. (Ergänzen Sie das fehlende Wort!)

Meine Antwort

Antwort: Patienten.

Sie sind weiterhin in der Lage, die Einstellung des Patienten zu seiner Krankheit, seine Gefühle beim Erzählen von seiner Krankheit, sein Verhältnis zu Ihnen und einiges über seine Persönlichkeit kennenzulernen. Dieses Wissen über sein Verhalten wird Ihnen bei der Planung und Durchführung der Behandlung nützlich sein.

Mit Emotionen beladene Informationen, sowohl über eine Krankheit als auch über die Reaktion auf die vorangegangene ärztliche Betreuung, lassen sich fast nur in einem Gespräch mit dem Patienten gewinnen. Gewöhnlich wird diese emotionell geladene Information nicht der Sprechstundenhilfe oder der Sekretärin preisgegeben. Unter bestimmten Umständen können jedoch auch emotionell geladene Informationen von Familienangehörigen oder von anderen Personen, wie etwa der Gemeindeschwester oder der Fürsorgerin eingeholt werden.

Nur in einem Gespräch kann die Bedeutung der Worte abgewogen werden. Aus den uns heute zur Verfügung stehenden Formularen, in denen die Patienten Angaben über ihre Vorgeschichte machen, läßt sich zum Beispiel nicht ablesen, bis zu welchem Grad der Schmerz einen Patienten beeinträchtigt und was dieser für ihn bedeutet. Es ist sehr schwierig, solche Abstufungen der Bedeutung zu verstehen, selbst wenn der Patient sie gibt, der unter den Schmerzen leidet. Wieviel schwieriger wird das Verständnis, wenn die Informationen aus einem vorgedruckten Formular aus zweiter Hand gewonnen werden.

Das Wort *Schmerz* verhält sich zu der subjektiven Empfindung, die der Patient erleidet, wie eine Landkarte zu einem Gebiet auf der Erdoberfläche. Das Wort ist gleichsam die symbolische Darstellung des Geländes, es ist nicht das Gelände selbst. Die Vorstellung, die sich der Arzt von der Empfindung macht, wenn er das Wort Schmerz hört, muß nicht mit dem übereinstimmen, was der Patient tatsächlich erleidet. Nur in einem *Gespräch* kann die Vorstellung des Arztes klar werden.

Das Gespräch des Arztes mit dem Patienten ist der Drehpunkt der ärztlichen Fürsorge, falls es richtig geführt wird. Sämtliche Aspekte der ärztlichen Bemühungen gehen davon aus. In Verfolgung dieses Gedankenganges läßt sich sagen, daß die Bemühungen des Arztes um seinen Patienten scheitern, wenn sie nicht durch ein richtig geführtes Gespräch und das sich daraus entwickelnde Arzt-Patientenverhältnis koordiniert werden.

Um ein erfolgreiches Interview durchzuführen, müssen vom Arzt vier Grundvoraussetzungen erfüllt werden:

1. Er muß wissen, welche Informationen benötigt werden.
2. Er muß wissen, wie diese Informationen gewonnen werden können.
3. Er muß einen festen Plan und ein anpassungsfähiges System haben.
4. Er muß das Gespräch leiten, aber nicht beherrschen.

3. Die Zeit des Arztes ist genau eingeteilt. Er weiß gewöhnlich, wieviel Zeit ihm für einen einzelnen Patienten zur Verfügung steht. Ein junger Stationsarzt sagte: „Ich lasse sie eben daraufloserzählen, und suche mir von dem, was sie sagen, das aus, was ich für wichtig halte."
   A. Wer hatte in diesem letzten Beispiel die bessere Kontrolle über das Gespräch, der Arzt oder der Patient?
   B. Warum erscheint es unwahrscheinlich, daß der Arzt die Information, die er benötigt, in der zur Verfügung stehenden Zeit erhält?

Meine Antwort

Antwort: A. Der Patient, da es ihm freisteht, was er erzählen will.
   B. Es kann sein, daß der Arzt lange warten muß, um die Information zu erhalten, die für eine Differentialdiagnose erforderlich ist. Würde er das Interview dagegen leiten, könnte er die Aufmerksamkeit des Patienten auf die für die Diagnose entscheidenden Punkte hinlenken. Zusätzlich zeigt sich in einer aktiven Führung ein Interesse am Patienten.

Es ist nicht schwierig, ein Gespräch zu lenken. Das Hauptproblem dabei ist, zu wissen, wie man es machen muß. Der Abschnitt über den Aufbau eines Gespräches gibt Hinweise, die helfen sollen, ein Gespräch zu leiten (Seite 65).

c) Angaben über den Patienten, die vor Beginn des Gespräches zur Verfügung stehen müssen

1. Die Sprechstundenhilfe führt einen Patienten in das Sprechzimmer. Kurz darauf tritt der Arzt ein und sagt: „Guten Tag Herr Pfleiderer". Der Patient antwortet: „Ich bin nicht Herr Pfleiderer, sondern man Name ist Hans Klein".

Wie kämen Sie sich als Patient vor?
Was hätte der Arzt machen müssen, ehe er sein Sprechzimmer betrat?

Meine Antwort

Antwort: Als Patient kämen Sie sich wahrscheinlich komisch vor. Es könnte Ihnen in den Sinn kommen, daß der Arzt zu unhöflich oder zu nachlässig ist, sich Ihren Namen zu merken. Ein Arzt sollte, ehe er Verbindung mit einem Patienten aufnimmt, sich die wichtigsten Informationen über ihn einholen. Dazu gehört als erstes der Name des Patienten.

Ehe der Arzt mit einem Patienten spricht, sollte er die folgende Information haben:

Namen,
Anschrift (ob von außerhalb oder aus der Stadt bzw. aus welchem Stadtteil),
Geschlecht,
Alter,
Beruf, Beschäftigung und Religion,
Grund des Besuches beim Arzt bzw. Begleitbrief des überweisenden Arztes,
frühere Konsultationen und falls vorhanden, alte Krankengeschichte,
Name des überweisenden Arztes und der Ärzte, die den Patienten früher behandelt haben.

Das Beschaffen dieser Information ist gewöhnlich Aufgabe der Sprechstundenhilfe, der Aufnahmesekretärin oder der Stationssekretärin. Selbst bei Notfällen sollte diese Information dem Arzt zur Verfügung gestellt werden.

2. Ein Arzt tritt in sein Sprechzimmer, um einen Patienten zu untersuchen und sagt: „Guten Tag, Herr Klein, ich bin Doktor Stark". Antwort des Patienten: „Ja Herr Doktor, ich kann mich gut an Sie erinnern, Sie haben mich im März vom Betrieb aus untersucht!"
Was drückt der Patient in seiner Antwort aus?
Wie wäre Ihnen zumute, wenn Sie dieser Patient wären?
Was hat der Arzt bei der Vorbereitung dieses Gespräches versäumt?

Meine Antwort

Antwort: Hinter der Antwort des Patienten steht seine Frage an den Arzt, ob er sich denn nicht mehr an die Untersuchung im vergangenen März erinnern könne. Als Patient hätten Sie schnell das Gefühl, daß der Arzt nur ein begrenztes Interesse an Ihnen als Mensch hat.

3. Ein Arzt begrüßt einen neuen Patienten. „Na, wie geht's uns denn, Opa'chen. Ich bin Doktor Schneider." Der Patient ist Generaldirektor bei der Commerzbank und macht in der Gegend Urlaub.
Diese Begrüßung ist für einen Mann dieses Standes zu plump. Welche Reaktion des Patienten ist zu erwarten?

Meine Antwort

Antwort: Er könnte den Eindruck bekommen haben, daß er sich einen Bauerntölpel als Arzt ausgesucht hat und es ist damit zu rechnen, daß er die Konsultation so rasch als möglich abbrechen wird.

Eine aufmerksame Sprechstundenhilfe mit rascher Auffassungsgabe kann den Arzt über solche Einzelheiten, wie die Persönlichkeit des Patienten, seine Gemütsverfassung und seine Einstellung zu seiner Krankheit, die sie bei dem Patienten registriert hat, berichten, noch ehe der Arzt den Patienten sieht. Es kann sein, daß ihr Veränderungen am Patienten von Besuch zu Besuch auffallen. Ihre Beobachtungen sind dem Arzt als Bestätigung seiner eigenen Eindrücke besonders wertvoll.

4. Zusätzlich zum Namen hätte der Arzt im vorigen Beispiel ... des Patienten registrieren müssen, ehe er ihn begrüßte.

Meine Antwort

Antwort: Den Beruf.

Zusätzlich zum Anlegen des Krankenblattes und zur Beschaffung von medizinischen Daten und von Informationen über die äußeren Verhältnisse des Patienten, kann der Arzt unter Umständen seiner Sprechstundenhilfe die Anweisung geben, ihn dem neuen Patienten vorzustellen.

d) Quellen der Daten

Information über den Patienten und über seine Krankheit kann aus einer ganzen Anzahl möglicher Quellen stammen:

Überweisungsbrief, Überweisungsschein oder telefonische Anmeldung,
vom Patienten ausgefüllter Fragebogen,
frühere Krankengeschichte des Patienten,
Arztbrief über frühere stationäre Aufenthalte, Facharztberichte usw.,
Sprechstundenhilfe oder Sekretärin,
Fürsorgestelle, Berufsberatung, Arbeitgeber, sonstige Vermittler,
Familienangehörige des Patienten,
Personalunterlagen.

Nicht jede dieser Quellen ist für jeden Patienten von Bedeutung, es kann jedoch sein, daß sie es mit zunehmender Anzahl von Konsultationen werden.

1. Ein Patient war vor kurzem wegen Sensibilitätsstörungen in seinen Beinen als Folge einer Bleivergiftung untersucht worden. Die Sensibilitätsstörungen hielten an und einige Wochen später wurde der Patient von Familienangehörigen zur Notaufnahme wieder in dieselbe Universitätsklinik mit einer Wunde am Fuß gebracht. Der diensthabende Arzt behandelte die Wunde, legte einen Verband an und wies den Patienten an, sofort Nachricht zu geben oder zur Klinik zu kommen, falls er im Fuß Schmerzen bekäme.
Im übrigen sollte er nach 3 Tagen zu einer Kontrolle kommen. Bei der Vorstellung nach 3 Tagen zeigten die Zehen des Patienten eine Anschwellung und eine Infektion.
Welchen Fehler hatte der Arzt gemacht?

Meine Antwort

Antwort: Der Arzt hatte es unterlassen, die Vorgeschichte der früheren Krankheiten entweder aus der alten Krankengeschichte oder vom Patienten oder von den ihn begleitenden Familienangehörigen zu erheben. Jede dieser drei Quellen hätte ihm sagen können, daß man sich nicht auf die Schmerzangaben des Patienten hätte verlassen können, um daraus abzuleiten, ob der Verband richtig saß oder ob er den Blutkreislauf beeinträchtigte.

2. Ein 45jähriger Stabsfeldwebel hatte einen frischen Herzinfarkt zu einer Zeit, als sein Sohn auf Urlaub von der Marine nach Hause gekommen war. Die Erholung des Patienten war komplikationsreich und verzögert. Er benötigte ständig überdurchschnittlich viel Sedativa und Schmerzmittel. Erst nach seiner Entlassung ergaben sich Hinweise, wie sein Herz während der Genesung hätte entlastet werden können.
Welchen Fehler hatte der Arzt gemacht?

Meine Antwort

Antwort: Es war dem Arzt nicht geglückt, ausreichende Informationen über den Patienten zu erhalten, um die psychologischen Begleitumstände des Herzinfarktes zu verstehen. Hätte der Arzt mit den Angehörigen des Patienten gesprochen, hätte er erfahren, daß sich der Patient einige Stunden vor dem Herzinfarkt stark erregt hatte. Er war nämlich gewahr geworden, daß sich sein Sohn unerlaubt von der Truppe entfernt hatte. Hätte dies der Arzt gewußt, hätte er auf die Psyche des Patienten (Zorn, Angst, Besorgnis) eingehen können und durch eine entsprechende Behandlung die Genesung des Patienten beschleunigen können. Bei einer gründlichen Erhebung der Vorgeschichte hätte der Arzt von der unerlaubten Entfernung des Sohnes von der Truppe erfahren, er wäre außerdem gewahr geworden, welche Bedeutung dies gerade für seinen Patienten als aktiven Soldaten hatte.

2. Einleitung des Gespräches

a) Verhalten bei der Eröffnung des Gespräches

Es gibt sehr viele Gründe, warum ein Patient einen Arzt aufsuchen kann. Sie reichen von einer akuten Erkrankung bis zu einer betriebsärztlichen Untersuchung, von der Durchführung einer vorgeschriebenen Impfung bis zu einem persönlichen Rat in Eheangelegenheiten. Jeder dieser Gründe erfordert eine besondere Einleitung des Gespräches. Diese programmierte Unterweisung befaßt sich im wesentlichen mit diagnostischen Interviews. Die dabei gelernte Technik wird sich aber auch bei anderen Arten des ärztlichen Gespräches als nützlich erweisen.

Es gibt unterschiedliche Meinungen über die richtige Art und den passenden Stil, einem neuen Patienten zu begegnen und über die richtige vertrauenserweckende Atmosphäre für die Erhebung der Anamnese, in der sich der Patient auch wohl fühlt.

Läßt man den Patienten im Sprechzimmer warten oder geleitet man ihn persönlich aus dem Wartezimmer dort hin?

Wird der Patient mit Händedruck begrüßt oder verzichtet man aus hygienischen Gründen auf diese gesellschaftliche Konvention?

Kann man zunächst über das Wetter reden oder fängt man direkt mit dem zum Arzt führenden Problem an?

Zu diesen Fragen gibt es keine verbindliche Antwort, da es über diese Gewohnheiten keine einheitliche Meinung bei allen Ärzten gibt.

Das ärztliche Gespräch ist aber auch eine Art geschäftlicher Beziehung und verfolgt einen Zweck, dem sowohl der Patient als auch der Arzt zugestimmt haben. Formale Höflichkeiten sind bei der Einleitung des ärztlichen Gespräches daher selten erforderlich. Ist der Patient übermäßig gehemmt, empfindlich oder schüchtern, so sind gesellschaftliche Höflichkeiten und freundliche Worte angebracht.

In dem nächsten Beispiel wird angenommen, daß Sie neulich erst in diese Stadt gezogen sind. Versetzen Sie sich in die Rolle eines Patienten.

1. Sie haben einen Arzt angerufen und erhielten die Aufforderung, sofort zu kommen, um wegen Ihres Hustens und Ihrer Schmerzen auf der Brust untersucht zu werden. Sie treten jetzt in seine Praxisräume ein. Eine Sekretärin schreibt Namen, Anschrift, Beruf, Beschwerden und andere Einzelheiten auf. Sie bringt Sie in das Untersuchungszimmer und nimmt Ihnen den Mantel ab. Nach einer Wartezeit von 30 Minuten kommt der Arzt.
Wie würden Sie als Patient auf diese Einleitung reagieren?

Meine Antwort

Antwort: Diese Einleitung könnte bei Ihnen das Gefühl hinterlassen, daß der Arzt eine tüchtige Sekretärin hat. Sie würden sich allerdings weiter überlegen, ob er an Ihnen Interesse hat. Bedenken Sie, daß manche Patienten das Interesse, das der Arzt seinen Patienten entgegenbringt, als Maß seiner wissenschaftlichen Befähigung bewerten. Bei allen Kulturen wird die Überschreitung einer bestimmten Wartezeit als beleidigend angesehen. Die Praxis wird es bald verdeutlichen, wo diese Grenze bei der jeweiligen Gesellschaftsschicht liegt.

2. Sie haben einen zweiten Arzt angerufen. Dabei wird Ihnen zugesagt, Sie könnten sofort kommen, um wegen Ihres Hustens und der Schmerzen auf der Brust untersucht zu werden. Sie betreten die Praxisräume. Die Sekretärin des Arztes stellt die üblichen Fragen und bittet Sie, im Wartezimmer Platz zu nehmen. 30 Minuten später empfängt Sie der Arzt an der Wartezimmertür und stellt sich vor. Er begleitet Sie zum Untersuchungszimmer und nimmt Ihnen den Mantel ab.
Wie reagieren Sie als Patient auf diese Einleitung?

Meine Antwort

Antwort: Diese Einleitung zeigt Interesse und Achtung. Es ergibt sich jedoch ein peinlicher Weg zum Untersuchungszimmer. Im Flur können Sie dem Arzt nichts von Ihrem Husten erzählen. Es hängt allerdings von der Länge des Flures ab, ob das gemeinsame Gehen als angenehm oder als unangenehm empfunden wird.

3. Sie haben einen dritten Arzt angerufen und um eine Untersuchung wegen Ihres Hustens und Ihrer Schmerzen auf der Brust gebeten. 5 Minuten vor der vereinbarten Zeit von 16^{45} Uhr kommen Sie in seine Praxisräume. Seine Sekretärin erledigt die notwendigen Formalitäten. Sie bringt Sie in ein Untersuchungszimmer und nimmt Ihnen den Mantel ab. Um 16^{47} Uhr kommt der Arzt. Wie reagieren Sie als Patient auf diese Einleitung?

Meine Antwort

Antwort: Diese Einleitung zeigt die Achtung vor dem Patienten. Die Pünktlichkeit des Arztes und die geschäftsmäßige Einleitung imponieren. Ob der Arzt jedoch eine kalte, gefühllose Maschine ist oder ein warmer, verständnisvoller Mensch, wird sich bei den nächsten Schritten zeigen.

Jeder Arzt entwickelt ein aufschließendes Verhalten, das seiner eigenen Persönlichkeit angepaßt ist. Eine Diskussion über die angegebenen drei Beispiele oder über andere, die Sie selbst zurechtlegen, wird Ihr Verständnis fördern. Solche Diskussionen werden es Ihnen erleichtern, die angestrebte Verhaltensweise beherrschen zu lernen.

Das ärztliche Gespräch zum Zwecke der Anamneseerhebung oder der Beratung stellt keine gesellschaftliche Beziehung im gewöhnlichen Sinne dar. Die Rollen des Arztes und des Patienten werden durch andere Gepflogenheiten bestimmt. Diese Rollen stellen eine Wechselbeziehung dar, die zwar eine Form der Geschäftsverbindung ist, die allerdings bestimmte Rechte und Vorrechte voraussetzt, die rein geschäftliche Beziehungen nicht haben. Einige Ärzte sind der Ansicht, daß von Beginn an das Verhalten des Arztes eindeutig diese besonderen Grundlagen der Beziehung ausdrücken sollte.

b) Händedruck

1. Würden Sie einen neuen Patienten im Sprechzimmer mit Handschlag begrüßen?

Meine Antwort

Antwort: Händeschütteln wird hauptsächlich praktiziert, wenn sich zwei Personen zum ersten Mal begrüßen oder wenn sie für einige Zeit getrennt waren. In England und in den Vereinigten Staaten wird das Händeschütteln viel weniger geübt als auf dem europäischen Kontinent. Ein Händedruck im Zimmer des Arztes ist in Deutschland noch üblich. Vom medizinischen Standpunkt aus ergibt sich aus dem Händedruck eine wertvolle Information, etwa ob die Hand schlaff oder fest, feucht oder trocken, ruhig oder zittrig, plump oder gelenkig, deformiert oder normal ist. Die einzige Regel ist, jemandem dann die Hände zu schütteln, wenn es Ihnen und dem Patienten natürlich erscheint. Bedenken sie jedoch den hygienischen Gesichtspunkt. So gilt als Grundregel des Verhaltens auf jeder Infektionsstation, daß Patienten nicht mit Händedruck begrüßt werden. Damit soll die Übertragungsmöglichkeit von Krankheitskeimen verringert werden. Es wird jedoch noch einige Zeit vergehen, bis diese hygienisch sinnvolle Gewohnheit allgemeinen Eingang in das ärztliche Sprechzimmer gefunden hat.

c) Begrüßungsworte

1. Formulieren Sie die Begrüßungsworte für die folgende Situation: Ihre Sprechstundenhilfe hat Frau Petersen zu einem Stuhl in Ihrem Sprechzimmer gebracht. Nach den Angaben auf dem Kopf des Krankenblattes ist Frau Petersen 35 Jahre alt, Mutter dreier Kinder, wohnt in der Stadt, kommt auf Empfehlung einer Frau Jakob und bittet um diese erste

Konsultation wegen Schmerzen auf der Brust und Husten. Ihre Sprechstundenhilfe stellte bereits fest, daß Frau Petersen sehr bekümmert ist und sich wegen ihres Hustens Gedanken macht.

Meine Antwort

Antwort: Ihre Eröffnungsworte könnten etwa wie folgt sein: „Sie sind Frau Petersen? Ich bin Dr. ... (Ihr Name)".

Die Begrüßungsworte sind für den Beginn des ärztlichen Gespräches sehr wichtig. Sie bestimmen sowohl die Richtung des weiteren Gespräches als auch den Charakter des Arzt-Patienten-Verhältnisses.

2. Mit welcher der folgenden Aussagen könnte man das oben begonnene Gespräch *nicht* fortsetzen?
   A. Wie mögen Sie dieses Wetter?
   B. Was fehlt Ihnen?
   C. Ich sehe aus Ihrer Anschrift, daß Sie von hier sind. Wie lange leben Sie schon hier?
   D. Kennen Sie Frau Jakobs schon sehr lange?
   E. Aus welchem Anlaß kommen Sie heute zu mir?

Meine Antwort

Antwort: A, C und D haben die gewünschte Eigenschaft als Eisbrecher. Sie können verwendet werden, um den Patienten zu beruhigen. Es taucht jedoch die Frage auf, ob ein Patient, der Sie für Ihre Zeit bezahlt, bereit ist, einen Teil davon für Gespräche dieser Art zu verwenden. Der zweite Einwand gegen diese Vorschläge ist, daß sie der Situation in der ärztlichen Sprechstunde zu wenig angemessen sind. Die angeführten Bemerkungen wären viel mehr einer privaten Umgebung angepaßt. Bearbeiten Sie jetzt die nächste Frage.

3. Obwohl dem Arzt einiges über den Patienten berichtet wurde, muß er den Grund des Besuches vom Patienten selbst erfahren. Welche der nachfolgenden Sätze würden Sie auswählen, um diese Information von Frau Petersen zu bekommen?
   A. Meine Sprechstundenhilfe deutete an, daß Sie Schmerzen auf der Brust haben! Könnten Sie mir die näher beschreiben?

B. Was fehlt Ihnen?
C. Aus welchem Anlaß kommen Sie heute zu mir?
D. Sie haben Schmerzen auf der Brust?
E. Nun, wie geht's?

Meine Antwort

Antwort: B oder C.
> A und D beschränken die Antwort der Patientin auf das Problem, das sie der Schwester angegeben hat. Häufig gibt ein Patient der Sekretärin oder der Sprechstundenhilfe einen Grund für die Konsultation an, der nur zum Teil wahr ist. Dieser wird auch manchmal als „Eintrittskarte" bezeichnet. Beschränkt sich die Exploration auf die „Eintrittskarte", so kann der wirkliche Grund für den Besuch verborgen bleiben. E läßt der Patientin eine große Freiheit, gibt dem Gespräch jedoch keinen ärztlichen Charakter und unterscheidet es nicht von einer gesellschaftlichen Begegnung.

Hat ein Patient Ihrem Hilfspersonal Informationen gegeben, sollten Sie ihn merken lassen, daß Sie davon wissen. Wenn Sie ihm bei Beginn des Gespräches frei und offen darlegen, was Sie von ihm wissen, zeigen Sie damit Ihr Interesse an der Information, die er gegeben hat und ermutigen ihn zur Offenheit. Es folgt jetzt ein Vorschlag für die einleitenden Worte an Frau Petersen: „Ich bin Dr. ..., ich hörte von Schwester H., daß Sie Husten und Schmerzen auf der Brust haben. Wie ist Ihr Befinden?"
Wenn Sie jetzt über diese Einleitung nachdenken, werden Sie merken, daß Frau Petersen nicht darauf begrenzt ist, ihren Husten und ihren Schmerz zu diskutieren, sondern es ihr vielmehr freisteht, das Gespräch in der von ihr gewählten Art zu eröffnen.

4. Ihre Sprechstundenhilfe sagt Ihnen, daß Herr Obermeier, der nächste neue Patient, wegen Schmerzen auf der Brust komme. Sie bemerken, daß er beim Hinsetzen seinen linken Arm festhält. Schreiben Sie die einleitenden Worte auf, die Sie benutzen würden.

Meine Antwort

Antwort: „Herr Obermeier, ich bin Dr. . . . Schwester H. sagte mir, daß Sie Schmerzen auf der Brust hätten. Wie ist Ihr Befinden?"

Die Versuchung ist groß, direkt nach dem linken Arm zu fragen. Dabei wäre eine Antwort unmittelbar auf diesen Arm bezogen. Sie hätten ihm nicht die Möglichkeit gegeben, etwas anderes, was vielleicht noch wichtiger wäre, zu diskutieren. Nach dem Arm können Sie immer noch fragen, sollte der Patient ihn jetzt nicht erwähnen.

d) Behandlungsvertrag

Bei jeder geschäftlichen Beziehung gibt es einen schriftlich festgelegten oder einen unausgesprochenen Geschäftsvertrag, Grundregeln des Handels oder zumindest eine stille Übereinkunft zwischen zwei Vertragsparteien. Die ärztliche Tätigkeit stellt hierin keine Ausnahme dar. In Wirklichkeit werden sogar gewöhnlich drei Verträge im Verlauf der Behandlung eines Patienten wirksam. Die beiden Parteien stimmen folgendem zu:
1. Aufnahme gegenseitiger Beziehungen;
2. Austausch von Informationen;
3. Durchführung einer Behandlung bzw. Erteilung eines Rates und Befolgung der Anordnungen des Arztes durch den Patienten.

Wenn der Arzt oder der Patient nicht die gleichen Vorstellungen über den Vertrag haben, führt dies zu Mißverständnissen, Ärger und zu einer Störung der Beziehung.

1. Wenn Sie einen Patienten fragen, wo es ihm fehle und er antwortet: „Ich kam zu Ihnen, damit Sie das herausfinden, Herr Doktor", wie verhält es sich dann mit der zugrundeliegenden Übereinkunft?

Meine Antwort

Antwort: Von diesem Patienten wird nicht der übliche Behandlungsvertrag zwischen einem Patienten und seinem Arzt akzeptiert. Der Patient weicht von seiner üblichen Rolle ab, indem er weder freiwillig Informationen gibt, noch dem Arzt darin hilft, die Ursache seiner Beschwerden zu ermitteln. In dieser Situation muß der Arzt entscheiden, ob er die vom Patienten eingenommene Haltung duldet und die Behandlung des widerspenstigen Patienten fortsetzt oder ob es möglich sein wird, den Standpunkt des Patienten zu verändern. In diesem Falle ist es notwendig, eine solche Grundlage zu diskutieren und die Bedingungen so festzulegen, daß beide Parteien zustimmen können. Wenn es nicht gelingt, einen Kompromiß zu schließen, bleibt dem Patienten letztlich nichts anderes übrig, als einen anderen Arzt aufzusuchen.

Die Übereinkunft über den Behandlungsvertrag wird in einem besonderen Gespräch festgelegt. Darin wird entschieden, was der Patient erwarten kann, was er sich von dem Behandlungsvertrag erhofft und was der Arzt bieten kann. (Vergleiche das Beispiel im Falle Marschall auf Seite 147.)

e) Ermunterung und offene Fragen

Ermunterung (Facilitation) ist eine verbale oder nichtverbale Kommunikation, die den Patienten ermutigt, mehr zu sagen, ohne aber dabei das Gebiet und den zu diskutierenden Gegenstand näher festzulegen.
Offene Frage ist eine Frage, mit der vom Patienten Information erfragt wird, wobei deren Inhalt mit allgemeinen Ausdrücken begrenzt wird. (Anger; Blyth und Alter, Erbslöh; Kunz.)

Welche der folgenden Beispiele sind Ermunterungen:
  A. Wie steht es?
  B. Hm mhm?
  C. Was haben Sie für Beschwerden?
  D. Sie hatten Schmerzen auf der Brust! Berichten Sie mir darüber!

Meine Antwort

Antwort: A und B.
  C und D stellen offene Fragen und eine offene Response dar, die den zu diskutierenden Gegenstand – Beschwerden und Schmerzen auf der Brust – festlegen. C und D geben dem Patienten zwar Freiheit in seiner Antwort, unterscheiden sich aber von einer Ermunterung dadurch, daß sie die Antwort strukturieren und in eine bestimmte Richtung lenken.

Andere Beispiele offener Fragen sind:
Was führt Sie zu mir?
Wie ist es passiert?
Offene Fragen und Ermunterung nützen bei der Eröffnung eines Gespräches und bei der weiteren Diskussion eines vom Patienten angeschnittenen Problems. Bei Beginn der Diskussion eines Problems möchten Sie das Folgende wissen:
1. Wie ist die Einstellung des Patienten zum Gegenstand der Diskussion?
2. Was hat nach der Meinung des Patienten eine Beziehung zum anstehenden Problem und ist dafür von Bedeutung?
3. Was kann der Patient von sich aus berichten, ehe Sie mit gezielten Fragen beginnen?

1. Ein Patient sagt zu Ihnen: „Herr Doktor, wissen Sie, letzte Woche hatte ich Schmerzen, gerade hier an meinem Magen." (Patient zeigt auf den Magen.) Es ist nicht das erste Mal, daß der Patient über Magenschmerzen klagt. Beschreiben Sie Ihre Antwort!

Meine Antwort

Antwort: Haben Sie entweder eine Ermunterung oder aber eine offene Frage benutzt? Wenn nicht, sollten Sie es getan haben. Nachfolgend einige Beispiele, wie Sie sie aufgeschrieben haben könnten. Es könnte aber sein, daß Ihre noch besser sind.
Hm mhm?
Können Sie mir noch mehr davon erzählen?
Wie war es denn?
Berichten Sie mir mehr davon!

2. Während der Anamneseerhebung berichtet Ihnen ein anderer Patient, daß er eine Schwäche in seinem linken Bein hat. Sie wollen mehr darüber wissen.
Schreiben Sie bitte Ihre Antwort nieder! Welche Response (Antwort/ Frage) würden Sie verwenden?

Meine Antwort

Antwort: Wie hat es sich geäußert?
oder

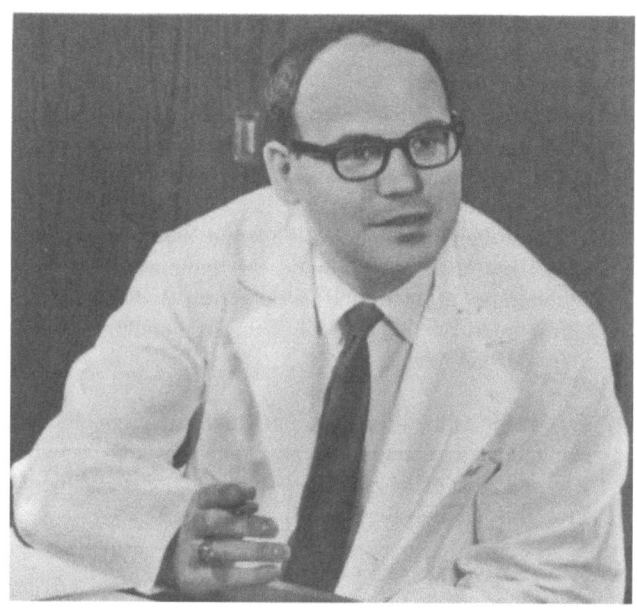

Sie beugen sich in Ihrem Stuhl vor und zeigen Ihr Interesse durch Gesichtsausdruck und Haltung, ohne dabei ein Wort zu sagen.

Dies sind Beispiele offener Fragen und Ermunterungen, die beide den Patienten veranlassen, in seinem Bericht fortzufahren.

3. Förderung der freien Aussage des Patienten

a) Beistand und Beruhigung

Beistand (support) ist ein Antwortverhalten, das dem Patienten Interesse, Teilnahme und Verständnis für seine Person zeigt.
Beruhigung (reassurance) ist ein Antwortverhalten, das im Patienten ein Gefühl des Selbstwertes, des Wohlbehagens oder des Selbstbewußtseins hervorrufen soll (Verwoerdt).
Anteilnahme, Empathie (empathy) ist ein Antwortverhalten, das das Empfinden des Patienten anerkennt, ohne es in irgendeiner Weise zu kritisieren. Dabei werden die Gefühle des Patienten akzeptiert, auch wenn der Arzt sie nicht teilen sollte.

1. Beruhigung, Beistand und Mitgefühl sind drei Arten von Antwortverhalten des Arztes, die einander sehr ähnlich sind. Alle drei betreffen mehr die ... des Patienten, als die wörtliche Bedeutung seiner Aussagen.

Meine Antwort

Antwort: Gefühle.

Jeder Patient nimmt von sich selbst an, daß er sich richtig verhält, daß er für andere Menschen annehmbar ist und daß er gewisse Verhaltensnormen erfüllt. Die Äußerung seiner Versuche, sich selbst als musterhaft anzusehen, steht im Widerspruch zu der von ihm vorausgesehenen Aufdeckung seines Versagens, seiner Schwächen und seiner Unfähigkeit. Dieser innere Zwiespalt kann sich störend auswirken, wenn er seine Beschwerden dem Arzt schildert. Durch Anteilnahme, Beistand, Beruhigung und mit einer nicht kritisierenden Einstellung überwindet der Arzt den natürlichen Widerstand und die Abwehr des Patienten.

2. Beruhigung kann benutzt werden, um einen Patienten über ein Problem zum Reden zu bringen.

Ein Patient sagt: „Ich möchte mich über diesen Schmerz nicht beschweren, aber ich kann das ständige Ziehen in meinem steifen Knie nicht mehr länger aushalten".
Wie würden Sie es den Patienten merken lassen, daß Sie verstehen welch starke Schmerzen er aushalten muß?

Meine Antwort

Antwort: Ein solcher Schmerz kann jeden kleinkriegen. Es ist schwierig, durchzuhalten, wenn gar keine Erleichterung in Aussicht ist. Diese Art von Schmerzen ist kaum auszuhalten, wenn keine Erleichterung in Aussicht ist.
Ein ständiger Schmerz ist sehr lästig (mit verständnisvollem Ausdruck).

3. Ein Patient sagt: „Meine Frau hat es satt, mir diese Diät zu machen und kocht mir von Zeit zu Zeit etwas, das mich fast zerreißt. Dann nehme ich wieder die vielen Tabletten. Nach ein paar Tagen ist es dann besser. Wenn ich nur erst wieder gesund wäre und mich nicht mehr um meine Diät zu kümmern bräuchte.
Drücken Sie Ihr Verständnis für seine Ungeduld aus. Schreiben Sie Ihre Antwort nieder!

Meine Antwort

Antwort: Nach der langen Zeit sind Sie mit Ihrer Geduld am Ende. Klar, es wäre schön, mal wieder etwas Leckeres zu essen. Das stellt Ihre Geduld auf eine harte Probe, nicht wahr!

Ein Arzt muß oftmals einen Patienten, der in Panik ist, beruhigen und das Vertrauen wieder herstellen. Der Arzt macht dies ohne Worte, indem er selbst ruhig bleibt. Da Panik und Angst ansteckend sind, benützt der Arzt als Hilfsmittel zur Beruhigung bei einem Notfall Anordnungen, die die äußere Umgebung betreffen. Der Patient wird von der Polizei, den Verwandten und den Zuschauern entfernt. Er wird vom Arzt in ein ruhiges Sprechzimmer oder in einen anderen Raum gebracht. Diese Handlung gibt dem Patienten die

Zusicherung, daß der Arzt nicht befürchtet, die Kontrolle über die Situation zu verlieren oder eine weitere Hilfe zu benötigen. Der Arzt zeigt damit seine Bereitschaft zu helfen.

b) Anteilnahme, Empathie

Anteilnahme oder Empathie ist ein Antwortverhalten, das die Gefühle des Patienten auffaßt und ihm zubilligt, diese Gefühle zu haben und zu äußern. Der Arzt vermeidet sorgfältig, bei einer anteilnehmenden Antwort Kritik einfließen zu lassen.

1. Ein Patient, der einen Herzinfarkt durchgemacht hat, sagt: „Herr Doktor, ich kann es einfach nicht mehr länger aushalten; ich möchte heute nach Hause gehen. Diese Schwestern versorgen mich nicht so gut, wie es meine Familie könnte."
   Schreiben Sie eine anteilnehmende Antwort nieder!

Meine Antwort

Antwort: Gehen Sie in Ihrer Antwort auf die Gefühle des Patienten ein und erkennen Sie diese an?
Der Patient ist unwillig und verstört, weil er im Krankenhaus sein muß, weil er krank und von anderen abhängig ist.
Sie könnten daher etwa wie folgt antworten:
„Nach einigen Tagen stört es einen, daß man im Krankenhaus sein muß" oder
„Es ist natürlich kein Vergnügen, krank und von anderen abhängig zu sein, nicht wahr!"

Die Anteilnahme, wie sie hier gezeigt wird, hilft dem Patienten, seine Gefühle direkt zum Ausdruck zu bringen und sie nicht anderen zur Last zu legen.
Es ist wichtig, sich darüber klar zu sein, daß eine anteilnehmende Antwort nicht gestattet, einen Rat zu geben, Beruhigung zu verschaffen, sich direkt mit dem Gefühl zu befassen oder auch nur zum Ausdruck zu bringen, daß die Gefühle berechtigt oder unberechtigt sind. Man spricht die Gefühle lediglich an, gestattet entgegenkommend dem Patienten, seine Gefühle auszudrücken.

2. Ein Patient sagt nach dem Wiegen: „Ich nehme an, daß die Waage stimmt, ich hatte aber sicher gedacht, daß ich abgenommen hätte. Ich halte die Diät so gut ich kann ein, aber sie nützt nichts. Ich weiß nicht was ich machen soll, wenn ich den ganzen Morgen hungrig bin; bei mir scheint nichts zu helfen."
Schreiben Sie eine anteilnehmende Antwort für diesen Patienten nieder!

Meine Antwort

Antwort: Sprechen Sie in Ihrer Antwort die Gefühle des Patienten an, stimmen Sie diesen und deren Äußerung durch den Patienten zu.
Bearbeiten Sie jetzt die nächste Aufgabe.

3. Welche der folgenden Antworten sind anteilnehmend?
Was wäre bei der Verwendung der anderen Antworten falsch?
A. Diese neue Diätvorschrift kam heute mit der Morgenpost, wenden Sie diese doch gleich an!
B. Wenn Sie sich so sehr anstrengen und trotzdem immer noch nicht abnehmen, kann Sie niemand tadeln, wenn Sie den Mut verlieren!
C. Seien Sie nicht so ungeduldig, geben Sie der Diät noch eine Chance.
D. Ich verstehe, daß Sie den Mut verlieren, wenn Sie nicht abnehmen.

Meine Antwort

Antwort: A. Berücksichtigt die Gefühle des Patienten nicht und gibt eine Anordnung oder einen Rat. Damit wird der Gegenstand dem weiteren Verständnis während des Gespräches entzogen.

B. In dieser Antwort werden die Gefühle benannt und zugelassen. Sie enthält jedoch unnötigerweise eine Rechtfertigung der Gefühle.

C. In dieser Antwort wird der Patient dafür, daß er seine Gefühle zeigt, in milder Form getadelt. Weiterhin erhält der Patient einen Rat.

D. Diese Antwort entspricht unserer Auffassung der Anteilnahme.

4. Ein Patient sagt: „Ich habe mir in der Fabrik den Arm verletzt und war deswegen schon zweimal beim Betriebsarzt. Zuerst hat er Röntgenaufnahmen gemacht und gesagt, es sei alles in Ordnung. Dann war ich nochmals bei ihm und erhielt ein Rezept für ein Mittel gegen die Schmerzen. Er hat mir aber keine Bestrahlungen oder Übungsbehandlungen verordnet. Ich habe den Eindruck, er hat nicht alles getan was er hätte tun können. Er meinte, ich sollte wieder zur Arbeit gehen und könnte kein Krankengeld mehr bekommen. Er hätte wirklich mehr für mich tun sollen!"

Schreiben Sie eine Antwort nieder, die dem Patienten Ihre Anteilnahme zeigt, seine Gefühle aber nicht rechtfertigt. Dies würde nur seine Arbeitsunfähigkeit verlängern.

Meine Antwort

Antwort: Sie könnten eine der folgenden Antworten gegeben haben:
Sie waren mit der Behandlung des Arztes nicht so ganz glücklich?
Sie meinen, daß Ihr Arm mehr Beachtung erfordert hätte?
Sie meinen, er sollte mehr für Sie getan haben?
Sie meinen, daß er Ihnen nicht genug Beachtung geschenkt hat?

Beistehende, bekräftigende Antworten des Arztes können die Beschreibung der Krankheit durch den Patienten fördern oder aber das Problem der weiteren Diskussion entziehen.

5. Ein Patient sagt: „Ich weiß nicht mehr, was ich machen soll, wenn ich die Medizin einnehme und trotzdem keine Linderung verspüre. Ich möchte schlafen, aber die Schmerzen halten mich wach und dann weiß ich weder ein noch aus!"

Welche beistehende Antwort würde die weitere Diskussion fördern und welche würde sie abschließen?
A. Diese Klagen hört man oft von Patienten. Ich weiß genau, wie es um Sie steht.
B. Es ist klar, daß dieses Sie aus dem Gleichgewicht bringt. Solche Schmerzen werfen ja jeden um. Es wird aber besser werden.
C. Das ist jetzt die schwierigste Phase Ihrer Krankheit. Es wird aber besser werden.
D. Machen Sie sich nicht so viel daraus, nächste Woche wird es Ihnen schon besser gehen.
E. Das ist jetzt eine schwierige Zeit. Sie meinen, Sie bräuchten mehr für die Nacht?

Meine Antwort

Antwort: A, B, C und D führen zum Abschluß der Diskussion über dieses Problem. Denken Sie einen Augenblick darüber nach, wie Sie als Patient auf jede dieser Antworten reagieren würden. E: Im Gegensatz zu den anderen Antworten veranlaßt diese Antwort den Patienten, mehr darüber zu erzählen, was er für erforderlich hält.

Jede Art einer Erwiderung kann zur gegebenen Zeit dem Arzt von Nutzen sein. Eine direkte Beruhigung, die dem Patienten früh in der Diskussion eines Problems gegeben wird, begünstigt das Ende des Gespräches. Anteilnahme und Beistand helfen dem Patienten genausoviel, begünstigen aber nicht den Abschluß des Gespräches.

6. Ein Patient, der einen Infarkt durchgemacht hat, sagt: „Herr Doktor, seit 10 Tagen liege ich nun hier im Bett. Werde ich jemals wieder zu meiner Arbeit kommen?"
Sie wissen nicht, woran dieser Patient denkt. Sie müssen seine Besorgnis näher kennenlernen. Er braucht Beistand. Sie sind der Ansicht, daß er wieder zur Arbeit zurückkommen wird. Wie würden Sie ihm antworten?
Schreiben Sie eine Antwort auf, die ihm Beistand gibt, das Gespräch jedoch nicht abschließt!

Meine Antwort

Antwort: Warum fragen Sie?
Was bedrückt Sie, daß Sie jetzt auf solche Fragen kommen?
Mir scheint, Sie haben sehr viel gegrübelt?

Oberflächlich gesehen geben diese Antworten keinen Beistand. Aber schon allein die Tatsache, daß Sie Interesse an dem Patienten zeigen, wirkt bekräftigend. Eine Antwort, die direkt beistehend wirkt, wäre etwa: „Ja" — es folgt eine Frage, damit der Patient etwas aus sich herausgeht — „aber Sie scheinen immer noch Zweifel zu haben?"

c) Konfrontation

Konfrontation ist eine Antwortreaktion des Arztes, die dem Patienten seine Gefühle, sein Verhalten oder seine frühere Aussagen entgegenhält (Enelow und Wexler, S. 57).

Konfrontationen sind überaus wirksam, um die Aufmerksamkeit des Patienten auf seine Gefühle, sein Verhalten oder seine Aussagen hinzulenken. Sie können aber auch dazu dienen, ihn wissen zu lassen, daß Sie ihn verstanden haben. Oft führt eine Änderung des Tonfalles oder eine feine Anspielung bei der Wiederholung seiner Aussage dazu, einen Teil besonders herauszuheben.

1. Welche der folgenden Aussagen können als Konfrontation aufgefaßt werden?
   A. Sie sehen unglücklich aus.
   B. Wenn ich hier auf Ihren Arm drücke, verziehen Sie Ihr Gesicht.
   C. Sie sagten, Ihr früherer Arzt habe nicht erkannt, wie krank Sie wirklich sind?
   D. Wo sagten Sie, daß der Schmerz sitzt?

Meine Antwort

Antwort: A, B und C können als Konfrontation aufgefaßt werden.
D: Hier wird nur nach einer Einzelheit gefragt, die Ihnen entgangen ist.

2. Sie hören von einem Patienten, der Migräne hat, daß er am vergangenen Samstag einen schweren Anfall von Kopfschmerzen hatte. Er sagte, daß nichts passiert sei, was die Kopfschmerzen ausgelöst haben könne. Sie lassen sich über den Samstag berichten und er sagt: „Ich habe etwa 1 Stunde im Büro gearbeitet, dann ging ich zum Flugplatz, um meinen Schwiegervater abzuholen. Wir gingen zuerst zum Mittagessen und dann mit der Familie nach Hause. Am Nachmittag saßen wir zusammen und unterhielten uns. Beim Mittagessen machten sich die Kopfschmerzen zuerst bemerkbar." Aus früheren Gesprächen wissen Sie, daß sein Schwiegervater Besitzer des Betriebes ist, den er leitet, Sie wollen daher näher auf die Tatsache eingehen, daß sein Schwiegervater zu Besuch kam.
Schreiben Sie Ihre Antwort nieder!

Meine Antwort

Antwort: Enthielt sie eine Konfrontation?

Sie haben Ihren Schwiegervater am Flugplatz abgeholt?
Am Samstag war nichts los, was Ihnen Kopfschmerzen verursacht haben könnte, aber Sie haben Ihren Schwiegervater am Flugplatz abgeholt?
Ihr Schwiegervater kam am Samstag zu Ihnen?

3. Eine Patientin erzählt Ihnen mit vorwurfsvoller Stimme: „Alle drei Mittel, die ich nehme, sind zu teuer!"
Sie gewinnen den Eindruck, daß sie eine andere Medizin haben will.
Schreiben Sie Ihre Antwort nieder!

Meine Antwort

Antwort: Hatten Sie in Ihrer Antwort die Patientin mit Ihren Gefühlen konfrontiert? Wenn nicht, formulieren Sie eine Konfrontation!

Es klingt, als wollten Sie von mir ein anderes Rezept haben. Zu teuer? Spielt der Preis wirklich so eine große Rolle? Mir scheint, Sie beklagen sich über die seitherigen Mittel.

4. Ein junger Patient erzählt Ihnen: „Mein Vater ist der Ansicht, daß ich zu viele Medikamente einnehme, ich solle nur die Arbeit leichter nehmen und mehr ausspannen."
Sie merken, daß der Patient bei diesen Worten eine Faust ballt. Sie möchten seine Aufmerksamkeit auf diese Beobachtung hinlenken.
Geben Sie eine Antwort, die diesen jungen Mann mit seinem Verhalten konfrontiert.

Meine Antwort

Antwort: Vergleichen Sie Ihre Antwort mit der unsrigen:
Haben Sie bemerkt, daß Sie eine Faust geballt haben, als Sie von der Ansicht Ihres Vaters sprachen?
Sie sagten das mit geballter Faust, was soll denn das bedeuten?

d) Reflexion

Reflexion ist eine Antwortreaktion, die wiederholt, widerspiegelt oder als Echo einen Teil dessen wiedergibt, was der Patient zuletzt gesagt hat. Eine Reflexion hilft dem Patienten, in seinem eigenen Stil fortzufahren und sich dabei auf einen bestimmten Punkt zu konzentrieren.

1. Welche der folgenden Bemerkungen könnten Reflexionen sein?
A. Und dann?
B. Es tat weh?
C. Sie konnten nichts essen?
D. Nervös?

Meine Antwort

Antwort: B, C und D.
A könnte eine Reflexion sein, wenn der Patient gesagt hätte „und dann . . .", ohne den Satz zu vollenden. Andernfalls müßte dies als offene Frage betrachtet werden.

2. Ein Patient sagt: „Seit 3 Wochen habe ich diese Schmerzen in meinem Rücken. Am letzten Samstag merkte ich zuerst, daß sie auch in mein Bein hineinschossen" (Pause)!
Machen Sie eine Reflexion und konzentrieren Sie den Patienten auf die Schmerzen in seinem Bein, so daß er damit fortfahren wird.

Meine Antwort

Antwort: Vergleichen Sie Ihre Antwort mit der unseren:
„In Ihr Bein hinein?" Haben Sie in Ihrer Antwort genau die Worte wiederholt, die der Patient gebraucht hat? Wenn nicht, dann hätten Sie es so machen müssen!

Sie werden feststellen, daß der Patient Ihnen freier antwortet, wenn Sie in seiner Sprache reden. Er wird das Gefühl haben, daß Sie ihn verstehen und auf das hören, was er sagt.

3. Ein Patient sagt: „Der Schmerz war in der vergangenen Nacht schlimmer, er war wirklich ganz schlimm!"
Machen Sie eine Reflexion über diese Aussage, um herauszufinden, was der Patient unter „ganz schlimm" versteht.

Meine Antwort

Antwort: Wir würden seine Aufmerksamkeit auf den Ausdruck „ganz schlimm" konzentrieren, wenn wir fragen würden:
Ganz schlimm?
Es war ganz schlimm?
Der Schmerz wurde schlimmer?

e) Interpretation

Interpretation ist eine Konfrontation, die mehr auf einer Schlußfolgerung als auf einer Beobachtung beruht (Blyth und Alter; Enelow und Wexler).
Eine Interpretation bringt einzelne Ereignisse in Zusammenhang, sie führt die Aussage des Patienten oder sein Verhalten auf Motive oder Gefühle zurück.

1. Welche der folgenden Aussagen könnten als eine Interpretation angesehen werden?
   Welche sind reine Konfrontationen?
   A. Sie scheinen unglücklich zu sein?
   B. Sie sehen nett aus.
   C. Eben haben Sie Ihre Faust geballt.
   D. Es hört sich an, als ob Sie die Schwester nicht leiden könnten.
   E. Haben Sie sich damals genau so gefühlt, als Sie während des Studiums den Schwindelanfall hatten?

   Meine Antwort

   Antwort: A, D und E sind Interpretationen, während B und C Ihre Beobachtungen unverändert wiedergeben. B und C sind daher Konfrontationen.

2. Ein Patient sagt: „Als ich heute früh in das Zimmer des Abteilungsleiters ging, wurde ich kurzatmig". Zuvor hatten Sie erfahren, daß der Patient bei einer früheren Besprechung mit dem Abteilungsleiter in dessen Büro kurzatmig wurde, daß es ihm aber auch als Kind ähnlich erging, wenn er in das Arbeitszimmer seines Vaters eintrat.
   A. Deuten Sie dem Patienten diese Information.
   B. Konfrontieren Sie den Patienten mit dieser Information.

   Meine Antwort

   Antwort: Vergleichen Sie Ihre Antworten mit den unseren und urteilen Sie selbst.
   A. Interpretation:
   Es rhört sich so an, als ob es Ihnen bei der Besprechung mit Ihrem Abteilungsleiter genauso ergangen ist, wie früher, wenn Sie als Kind mit Ihrem Vater gesprochen haben. Bei beiden Anlässen hatten Sie Atemnot.
   Enthält Ihre Antwort eine Schlußfolgerung im Sinne einer Assoziation oder eines ursächlichen Zusammenhanges?

B. Konfrontation:
Schon beim Eintreten?
Beim Eintritt in das Zimmer Ihres Abteilungsleiters?
Sie hatten Atemnot?
Schon beim Eintritt in das Zimmer Ihres Abteilungsleiters?

3. Eine Patientin sagte: „Auf der Reise waren meine Füße jeden Tag geschwollen. Mit meinem Mann war ich auf einem Kongreß und mußte immer gut angezogen sein. Am Nachmittag drückten mich die Schuhe und als ich sie ausgezogen hatte, hatte ich Schwierigkeiten, sie für die Abendveranstaltung wieder anzuziehen."
Früher hatten Sie die anamnestischen Angaben aufgeschrieben, daß die Patientin geschwollene Füße bekam, wenn sie für mehr als 6 bis 8 Stunden ein Strumpfband trug.
Deuten Sie ihr diese Angaben.

Meine Antwort

Antwort: Vergleichen Sie Ihre Antwort mit der unseren. Haben Sie in Ihrer Antwort auf die Ursache der Schwellung geschlossen?
Ich überlege mir, ob das Tragen des Strumpfbandes nicht die Ursache der Schwellung war?
Es hört sich an wie die Geschichte Ihrer geschwollenen Beine, die Sie mir bei Ihrem letzten Besuch erzählt haben. Damals schien das Tragen der Strumpfbänder die Ursache der Schwellungen gewesen zu sein.

4. „Herr Doktor, können Sie denn gar nichts wegen des Lärmes machen, der im Krankenhaus die ganze Nacht über anhält? Und das Medikament gegen den Juckreiz hilft überhaupt nicht! Wenn wir gerade dabei sind, können Sie sich denn nicht darum kümmern, daß ich etwas zu essen bekomme, was man auch runterkriegen kann und daß ein Telefon in meinem Zimmer eingerichtet wird, damit ich in Verbindung mit zu Hause bleiben kann?" Deuten Sie in Ihrer Antwort an die Patientin den Sinn ihrer Aussage.

Meine Antwort

Antwort: Es hört sich an, als ob Sie nicht gerne krank wären. Es ist nicht leicht, sich auf das Kranksein einzustellen. Sie scheinen unglücklich und unzufrieden zu sein.

f) Schweigen

Schweigen, eine Kommunikation, eine Antwortreaktion oder Response. Wissenschaftler, die die Kommunikation untersuchen, geben an, daß wir *immer* mit den *anderen Menschen* um uns *in Verbindung* stehen. Eine Antwortreaktion in der Form von Schweigen kann Interesse und Beistand, aber auch Mangel an Interesse und Rückzug anzeigen. Es kann aber auch bedeuten, daß der Arzt nicht zugehört hat. Dem Arzt sind ein beistehendes Schweigen und ein interessiertes Schweigen von größtem Nutzen.

1. „Herr Doktor, die Wunde von meiner Operation macht mir mehr und mehr zu schaffen."
   Sie möchten gerne, daß der Patient Ihnen mehr darüber erzählt.
   Wie könnte Ihre Reaktion sein?
   A. Mhm

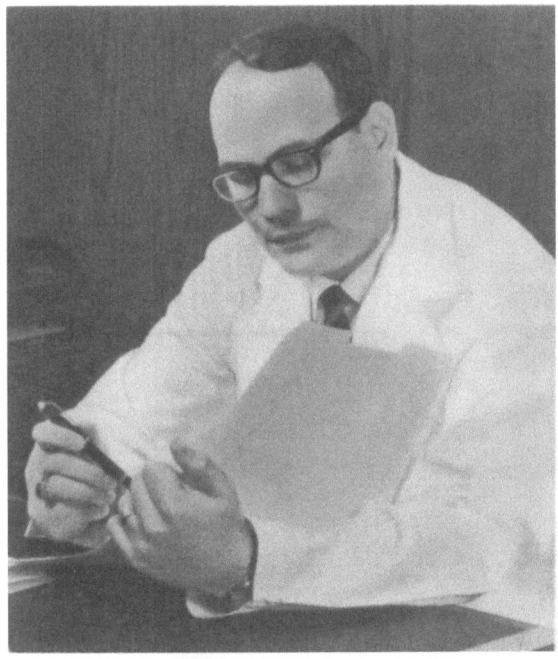

   B. Schweigen, dabei Einblick in die Krankengeschichte
   C. Schweigen, Zustimmen durch Kopfnicken

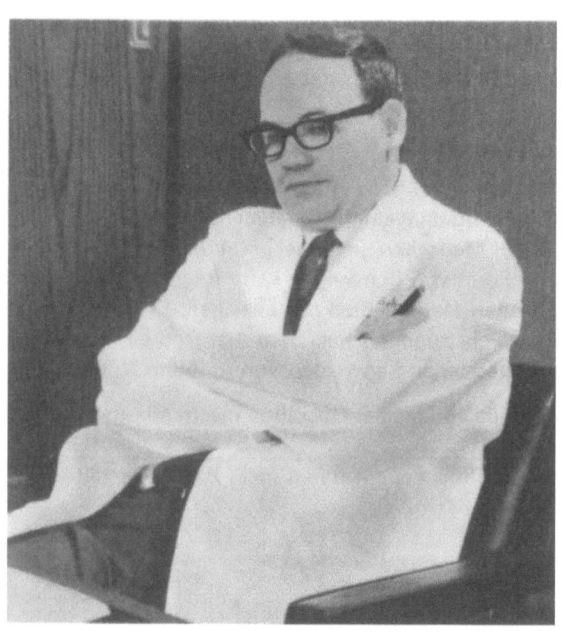

D. Schweigen, entspanntes Zurücksetzen im Stuhl

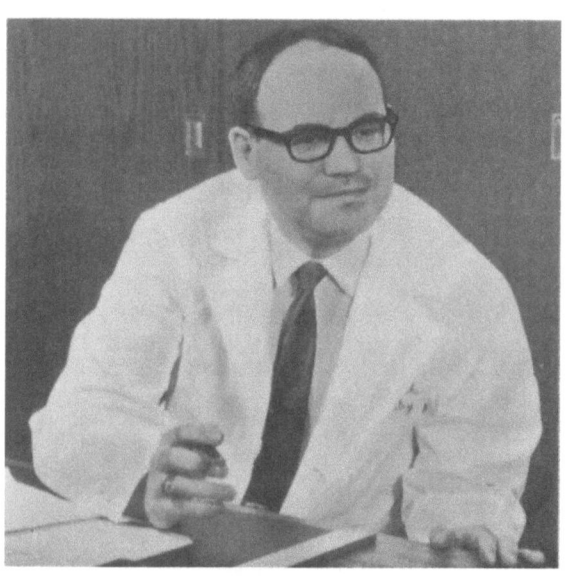

E. Schweigen, ein Rutsch vorwärts auf dem Stuhl zum Patienten hin.

Meine Antwort

Antwort: A, C und E zeigen Interesse und Beistand für das, was der Patient sagt: Ihr Interesse und Ihr Beistand wird den Patienten ermutigen, weiter über das Problem zu reden.
B und D werden von Patienten im allgemeinen als Rückzieher oder als Demonstration eines Mangels an Interesse, oder aber als Ausdruck von beiden gedeutet. Setzen Sie sich aber in Ihrem Stuhl zurück und konzentrieren Ihre Aufmerksamkeit vermehrt auf den Patienten und von den Gegenständen auf Ihrem Schreibtisch weg, so kann dies den Patienten ermutigen, in seiner Erzählung fortzufahren. Die in der Abbildung D dargestellte Antwortreaktion ermutigt den Patienten nicht, in seinem Bericht fortzufahren.

2. Häufig kommen Patienten mit der Vorstellung oder der vorausgesetzten Übereinkunft zum Arzt, daß sie bei der Anamneseerhebung nur spezielle Fragen beantworten müssen. Um dem entgegezuwirken, kann ein beabsichtigtes Schweigen bei Beginn des Gespräches dieses sehr viel erfolgreicher gestalten und kann Ihnen Ihre Aufgabe als Arzt beim Erheben der Anamnese sehr erleichtern.
Arzt: Was haben Sie für Beschwerden?
Pat.: Ich hatte einen schweren Husten.
Der Patient legt eine Pause ein und wartet auf Ihre nächste Frage. Wie würden Sie auf diesen Patienten reagieren? Wenn Sie mit Schweigen antworten würden, beschreiben Sie bitte Ihr nichtverbales Verhalten.

Meine Antwort

Antwort: Eine Antwortreaktion, bei der Sie mit Schweigen und mit zustimmendem Kopfnicken Ihr Interesse bekunden, wird den Patienten ermutigen, mehr von seinem schweren Husten zu berichten. Dasselbe wird erreicht, wenn Sie den Patienten erwartungsvoll ansehen oder auf dem Stuhl nach vorne rutschen und Ihren Körper dem Patienten zuwenden.

Wird das Schweigen jedoch zu häufig eingesetzt, könnte es vom Patienten dahingehend ausgelegt werden, dem Arzt falle nichts mehr ein, was er sagen könnte. Der Patient muß selbst die Verantwortung dafür empfinden, daß er das Schweigen durchbrechen muß. Empfindet er nicht diese Verantwortlichkeit, ist das Schweigen gewöhnlich als Aufmunterung unwirksam.

3. Eine Patientin bricht bei der Beschreibung von schweren Angstgefühlen, die sie hatte, in Tränen aus. Wie würde sie Ihrer Ansicht nach auf eine Antwort reagieren, die in unterstützendem, interessiertem Schweigen besteht?

Meine Antwort

Antwort: Die meisten Patienten reagieren darauf positiv, gewinnen ihre Haltung wieder und sind in der Lage, das Gespräch fortzusetzen. Sie bekommen das Gefühl, daß der Arzt sie irgendwie verstanden hat und in der Lage ist, sie zu akzeptieren. In diesem Fall bedeutet das Schweigen die Annahme des Weinens.
Bearbeiten Sie jetzt Aufgabe vier.

4. Wie würde diese weinende Patientin auf die feste Zusicherung reagieren, daß alles wieder besser werden wird, etwa in folgender Art: „Jetzt ist ja alles wieder in Ordnung und Sie werden sich sicher wohler fühlen!"?

Meine Antwort

Antwort: Viele Patienten empfinden ein Schuldgefühl dafür, daß sie den Arzt in Verlegenheit gebracht haben, wenn er Ihnen eine aktive Zusicherung gibt. Sie bekommen das Gefühl, mit dem Weinen etwas Falsches gemacht zu haben.
Beantworten Sie jetzt Frage fünf.

5. Wie würde diese Patientin auf eine gezielte Frage etwa folgender Art reagieren:
„Was haben Sie gemacht, um darüber wegzukommen?"

Meine Antwort

Antwort: Diese Art der Antwort gibt den Patienten gewöhnlich ein Gefühl der Schwäche und der Unsinnigkeit des Weinens. Sie bekommen außerdem den Eindruck, daß in Ihrem Sprechzimmer das Weinen nicht akzeptiert wird. Dieselbe Frage kann jedoch sehr passend sein, wenn sie nach einer Zeit des Schweigens gestellt wird, währenddessen die Patientin ihre Haltung wiedergewonnen hat. Entscheidend ist der richtige Zeitpunkt der Frage.

6. Wie würde diese Patientin auf ein Schweigen reagieren, das mit einer körperlichen Berührung verbunden ist, wenn der Arzt etwa ihre Hand umfaßt oder seine Hand auf die ihm zugewandte Schulter der Patientin legt?

Meine Antwort

Antwort: Die Reaktion der Patientin hängt davon ab, wie sie Ihr Verhalten interpretiert. Ihr Verhalten könnte als angebrachte väterliche Fürsorge oder mehr als menschliches Verständnis – bestehend aus Wärme und Beistand – gedeutet werden. Eine andere Deutung wäre, daß es sich dabei um einen unpassenden Versuch der Verführung oder um eine aktive Beruhigung handelt, die jedes weitere Aussichherausgehen unterbricht. Ob ein Patient ein solches Verhalten annimmt und wie er darauf reagiert, wird von einer ganzen Anzahl unbekannter Faktoren abhängen, so etwa auf welche Art die körperliche Berührung hergestellt wird, welcher Altersunterschied zwischen Patient und Arzt besteht, wie die Geschlechter verteilt sind und zu welcher Zeit die Aktion durchgeführt wird. Das Auswählen des richtigen Zeitpunktes hängt von der Dauer des Arzt-Patienten-Verhältnisses ab.

In der Situation des ärztlichen Gespräches ist es wichtig, sich daran zu erinnern, daß die körperliche Berührung auf der Grundlage vorbewußter sozialer Erwartungen interpretiert wird.

Das Vorbewußtsein umfaßt den Bereich des Unbewußten, der auf leichte Art ins Bewußtsein gebracht werden kann. Wenn Sie sich über die Vorstellung des Patienten nicht sicher sind, ist es am besten, sich entsprechend der folgenden Regel zu verhalten:
Im Zweifelsfall keine Berührung!

7. Ein weiterer Gesichtspunkt über den Einsatz des Schweigens ergibt sich aus Überlegungen anhand des nachfolgenden Dialogs:
   Arzt: Wann haben Sie zuerst diese Schmerzen bemerkt?
   Pat.: Da muß ich zuerst nachdenken (Pause); die Schmerzen in meiner Seite habe ich zum ersten Mal im vergangenen August gehabt (Pause); nein, es war während der Ferien, etwa (Pause) Mitte Juli (Pause).
   Wie würden Sie auf diesen Patienten, der ein junger Student ist, eingehen?

Meine Antwort

Antwort: Dieser Student hat offensichtlich Schwierigkeiten, sich an die Einzelheiten der Entwicklung seiner Schmerzen zu erinnern. Sie müssen ihm etwas Zeit lassen, um seine Gedanken zu ordnen. Ein Schweigen von Ihrer Seite wird sehr unterstützend sein. Ein Schweigen von mehr als 10 Sekunden Dauer erscheint allerdings in dieser Lage nicht angebracht.

8. Wie würden Sie reagieren, wenn der Student in obigem Beispiel nach 15 Sekunden immer noch schweigt?

Meine Antwort

Antwort: Vergleichen Sie Ihre Reaktion mit der unseren:
„Wie war es damals?" Wir begründen unsere Antwort damit, daß nach dem Festlegen der zeitlichen Entwicklung der jetzigen Krankheit die Art der Beschwerden und der damit verbundenen Ereignisse die nächsten erforderlichen Informationen sind.

g) Zusammenfassung

Eine *Zusammenfassung* ist eine Antwortreaktion des Arztes, die die Angaben des Patienten kritisch zusammenfaßt.
Eine Zusammenfassung als Antwort kann verschiedene Zwecke erfüllen. Sie macht dem Patienten das Interesse des Arztes an seiner Vorgeschichte deutlich und gibt dem Patienten eine genaue Kenntnis davon, wie der Arzt seine Angaben verstanden hat. Durch die Zusammenfassung ist es weiterhin möglich, die Vorgeschichte des Patienten zu ordnen. Eine Technik der Zusammenfassung beruht darauf, die Angaben des Patienten mit veränderter Betonung zu wiederholen. Dadurch kann der Arzt solche Gedanken zum Ausdruck bringen wie: „Haben Sie es tatsächlich so gemeint?" oder „Diese Einzelheit Ihres Berichtes interessiert mich ganz besonders, das müssen wir noch weiter aufklären!"
Eine Zusammenfassung kann aber auch als Überleitung zu einem neuen Thema eingesetzt werden.
Im folgenden sind einige Beispiele von Zusammenfassungen als Antwortreaktion wiedergegeben:
„Wenn ich Sie richtig verstanden habe, wird der Schmerz *nach* den Mahlzeiten schlimmer, Sie hatten aber niemals Schmerzen *während der Nacht.*"
Damit wird dargelegt, wie der Arzt den Patienten verstanden hat und gleichzeitig werden Einzelheiten der Vorgeschichte abgeklärt.

„Habe ich Sie darin richtig verstanden, daß Sie vor den Schwierigkeiten in der vergangenen Woche *niemals* irgenwelche Beschwerden hatten?" Um Klarheit herzustellen wird nochmals die Aussage des Patienten in Frage gestellt.
„Lassen Sie mich zusammenfassen: Sie hatten gesagt, daß Sie ein unbestimmtes Gefühl kurz vor dem Niedersetzen hatten?" In anderen Worten: Wollten Sie das mit Ihrer Aussage ausdrücken?
„Wir wollen jetzt nochmals sehen: den ersten Anfall von Schmerzen auf der Brust hatten Sie 1963 und der *nächste* war 1967?" Damit wird die Aufmerksamkeit auf 1967 konzentriert und gleichzeitig der Wechsel des Gespräches von 1963 auf 1967 überbrückt.

1. Eine 27jährige Patientin, Frau eines jungen Wissenschaftlers und Mutter zweier Kinder berichtet von ihrem unbefriedigenden Zustand. Sie sagt, daß sie in den ersten 6 Monaten ihrer Ehe beim Geschlechtsverkehr mit ihrem Ehemann niemals einen Orgasmus erreicht hätte. Während der ersten Schwangerschaft verlor der Ehemann jedes Interesse an ihr. Ein früherer Freund dagegen zeigte lebhaftes Interesse trotz der Schwangerschaft. Es kam zu einem intimen Verhältnis, wobei sie beim Verkehr einen Orgasmus erreichte. Im weiteren Gespräch deutete die Patientin an, daß ihr Ehemann in der Zeit zwischen den Schwangerschaften sich sehr für sie interessiert hätte, während der 2. Schwangerschaft ihr gegenüber jedoch wieder völlig gleichgültig geworden sei. Nach den Angaben der Patientin sind die ehelichen Beziehungen im Augenblick rein mechanisch und ohne tiefere Empfindung. Sie beschließt ihren Bericht: „Er verlangt die ehelichen Beziehungen von mir. Manchmal wehre ich ihn ab, bei anderen Gelegenheiten gebe ich jedoch nach. Dann kann ich es kaum erwarten, bis alles vorbei ist. Ich mache ihm etwas vor, so daß er glaubt, ich hätte Spaß daran, was aber gar nicht stimmt. Wenn Sie ihn fragen würden, würde er Ihnen wahrscheinlich sagen, daß ich jedes Mal zum Orgasmus käme. Er weiß es eben einfach nicht!"
Fertigen Sie drei verschiedene Zusammenfassungen an, die folgendes ausdrücken:
A. Die Vorgeschichte klarstellen.
B. Die Angaben der Patientin anzweifeln.
C. Das Augenmerk auf einen bestimmten Aspekt der Vorgeschichte konzentrieren.

Meine Antwort

Meine Antwort

Antwort: Wenn Sie Ihre Antworten mit den unsrigen vergleichen, wird es Ihnen auffallen, daß sie alle auf einen bestimmten Punkt der Vorgeschichte abzielen und teilweise die Aussagen der Patientin in Frage stellen.

A. Abklären der Vorgeschichte: „Wollen Sie damit sagen, daß er nicht weiß, ob Sie einen Orgasmus haben oder nicht?"

B. Die Angaben der Patientin werden in Zweifel gestellt: „Sie sagten, er würde die ehelichen Beziehungen verlangen und Sie könnten nicht abwarten, bis alles wieder vorbei sei?" Damit wird zum Ausdruck gebracht, daß die Patientin an keinem Teil des Aktes Freude hat.

C. Konzentration der Aufmerksamkeit auf einen bestimmten Aspekt der Vorgeschichte: „Wir wollen jetzt zusammenfassen; Sie sagten, daß Sie ihm etwas vormachen und daß Sie ihm verheimlichten, was Sie in Wirklichkeit empfinden?"

4. Gewinnen besonderer Informationen

a) Katalogfragen

Oft wird ein Patient auf eine Ermunterung oder auf eine offene Frage mit einer eigenen Frage antworten: „Was meinen Sie?" Das folgende Gespräch gibt ein solches Beispiel wieder.
Arzt: „Erzählen Sie mir von Ihren Schmerzen auf der Brust."
Herr Becker: „Es tut halt weh."
Arzt: „Es tut weh?"
Herr Becker: „Ja!"
Arzt: „Erzählen Sie mir mehr davon!"
Herr Becker: „Was meinen Sie?"
Sie haben jetzt eine Reflexion und zwei offene Fragen verwandt, ohne eine genauere Beschreibung der Schmerzen zu erhalten. Herr Becker benötigt jetzt Beistand und Leitung. In einer solchen Situation wird als Technik häufig eine sogenannte *Katalogfrage* eingesetzt, die dem Patienten eine *Anzahl von alternativen Eigenschaftsworten* oder von *beschreibenden Ausdrücken zur Auswahl* anbietet.

1. Welche der folgenden Fragen kann als Katalogfrage angesehen werden?
   A. Ist es ein brennender Schmerz?
   B. Strahlt der Schmerz in Ihren Arm aus?
   C. Ist der Schmerz brennend, dumpf, ziehend, drückend oder bohrend?
   D. Kommt es einmal pro Woche, pro Stunde, pro Monat oder alle paar Minuten?

Meine Antwort

   Antwort: C und D.

2. *Pat.:* „Der Husten ist schlimmer."
   Arzt: „Wie denn?"
   Pat.: „Was meinen Sie?"
   Wie würden Sie eine Katalogfrage formulieren, um herauszufinden, was der Patient unter „schlimmer" versteht?

Meine Antwort

Antwort: Vergleichen Sie Ihre Antwort mit der folgenden:
„Na ja, ist er häufiger, tiefer, haben Sie mehr Auswurf dabei, schmerzt der Rachen oder hält der Husten Sie wach oder was sonst noch?"

3. Was wäre bei einer Katalogfrage wie der folgenden falsch:
„Haben Sie diese Anfälle täglich, wöchentlich oder monatlich?"

Meine Antwort

Antwort: Diese Frage enthält zwei mögliche Fehler:
    a) Es wird dem Patienten schwerfallen, eine Antwort zu geben, die außerhalb der angebotenen Häufigkeiten liegt. Die obige Frage begrenzt die Antwort auf die Zeitspanne zwischen 1 Tag und 1 Monat. Es wird dem Patienten schwerfallen, anzugeben, daß er die Anfälle zweimal täglich hat.
    b) Da die angegebenen Häufigkeiten in systematischer Reihenfolge aufgeführt werden, kann der Patient daraus ableiten, welches die erwartete Antwort ist. Häufig läßt sich auch aus dem Tonfall ablesen, welche Antwort der Arzt erwartet.

Um eine Suggestion auf die zu erwartende Antwort auszuschließen, gilt als Regel beim Formulieren einer Katalogfrage, daß die logische Folge der Einzelheiten durchmischt wird und die angegebenen Grenzen außerhalb dessen liegen, was in der Antwort erwartet werden kann.

4. Angenommen, ein Patient berichtet über Anfälle von Schmerzen auf der Brust und Sie möchten wissen, wie häufig diese auftreten. Wie würden Sie eine Katalogfrage abfassen? Die übliche Häufigkeit liegt zwischen einem Anfall pro Tag und einem Anfall jeden 2. bis 3. Tag.

Meine Antwort

Antwort: „Haben Sie Ihre Anfälle einmal pro Woche, einmal pro Stunde, einmal pro Monat, alle 5 Minuten oder einmal im Jahr?"
Diese Frage mischt alle Häufigkeitsangaben durcheinander und gibt Grenzen an, die fast absurd sind, jedoch die Technik illustrieren sollen.

5. Eine Modifikation der Katalogfrage kann benutzt werden, um aus einem Patienten mehr herauszubekommen. Wenn sich die Liste auf zwei Gegenstände, die beide ungewöhnlich sind, beschränkt, wird der Patient gezwungen, seinen Standpunkt zu erläutern. Welches der folgenden Beispiele würde etwas aus dem Patienten herausholen?
A. Ist der Husten nur ärgerlich oder müssen Sie deswegen Ihre Arbeit unterbrechen?
B. Ich verstehe nicht, müssen Sie beim Husten erbrechen oder können Sie den Husten übergehen und Ihre Arbeit fortsetzen?

Meine Antwort

Antwort: Beide.
Der Husten ist sicher mehr als ärgerlich, wenn der Patient zum Arzt geht. Im allgemeinen muß man wegen eines Hustens weder die Arbeit unterbrechen noch sich deswegen übergeben.

b) Direkte Fragen

Direkte Fragen sind Antwortreaktionen, in denen nach besonderen Einzelheiten gefragt wird. Eine direkte Frage kann im allgemeinen mit einem Wort oder mit einem kurzen Ausdruck beantwortet werden (Enelow und Wexler, S. 57).

1. Herr Becker war beim Einleitungsgespräch nicht in der Lage, auf die offenen Fragen und trotz der Ermunterungen eine Beschreibung seiner Brustschmerzen zu geben. Was wäre falsch, wenn Herrn Becker eine der folgenden Fragen gestellt würde, nachdem er seine Schmerzen auf der Brust erwähnt hat?
   A. Ist der Schmerz durch und durch gegangen?
   B. Ist der Schmerz brennend?
   C. Strahlt der Schmerz in Ihren linken Arm aus?

Meine Antwort

Antwort: Obwohl nur nach einer Begründung gefragt wurde, lassen sich doch bei diesen Fragen mehrere Fehler aufzählen:
   1. Die vom Patienten zu erwartenden Antworten „Ja" oder „Nein" hätten wenig neue Informationen pro Zeiteinheit geboten.
   2. Sie hätten mit diesen Fragen dem Patienten Hinweise gegeben, wie der Schmerz Ihrer Ansicht nach hätte gewesen sein können oder nach Auffassung des Patienten hätte sein müssen.
   3. Mit diesen Fragen hätten Sie eine Bestätigung oder eine Ablehnung Ihrer eigenen Vorstellung über die Art der Schmerzen des Patienten bekommen, nicht aber dessen unvoreingenommene Beschreibung.
   4. Sie hätten ein autoritäres Arzt-Patienten-Verhältnis nach Art einer Eltern-Kind-Beziehung eingeleitet, bei dem sich der Patient Ihnen hätte unterwerfen müssen.
   5. Der Patient wird mit der Deutung des Inhalts Ihrer Frage belastet.

2. Direkte Fragen, auf die mit einem Wort geantwortet werden kann, bringen wenig neue Informationen zusätzlich zu der, die Sie bereits über den Patienten haben. Andererseits können Sie damit die letzte, für die Diagnose entscheidende Einzelheit erfragen. Mit welcher der folgenden Fragen gewinnen Sie mehr und neue Informationen?

A. Ist der Schmerz brennend?
B. Wie ist der Schmerz?
C. Was verschlimmert Ihrem Eindruck nach Ihre Magenschmerzen?
D. Verschlimmern sich Ihre Magenbeschwerden nach Fritten oder ungarischem Gulasch?

Meine Antwort

Antwort: B und C.
A und D ergeben ganz spezielle Informationen, wie dies im folgenden Kapitel über Alternativfragen ausgeführt wird.

3. Wir empfehlen nicht, alle Fragen zu vermeiden, die mit einem Wort zu beantworten sind. Manchmal sind solche Fragen durchaus angebracht. Wenn Ihnen z. B. ein Patient Magenschmerzen beschrieben hat, die für ein Ulcus typisch sind, müssen Sie herausfinden, ob er schwarzen, glänzenden Teerstuhl hatte, der Hinweis auf eine Magenblutung geben würde. Welche der folgenden Fragen würden Sie dazu stellen?
A. Wie sieht Ihr Stuhl aus?
B. Hat Ihr Stuhl jemals glänzend schwarz oder so schwarz wie Teer ausgesehen?
C. Welche Veränderungen Ihres Stuhles haben Sie beobachtet, seitdem Sie Magenschmerzen hatten?

Meine Antwort

Antwort: Mit der Frage B erhalten Sie die erforderlichen Informationen, ohne viel Zeit zu verlieren.
Eine direkte Frage können Sie einsetzen, um einen abschweifenden Patienten auf das zu konzentrieren, was für die Anamnese von Bedeutung ist.

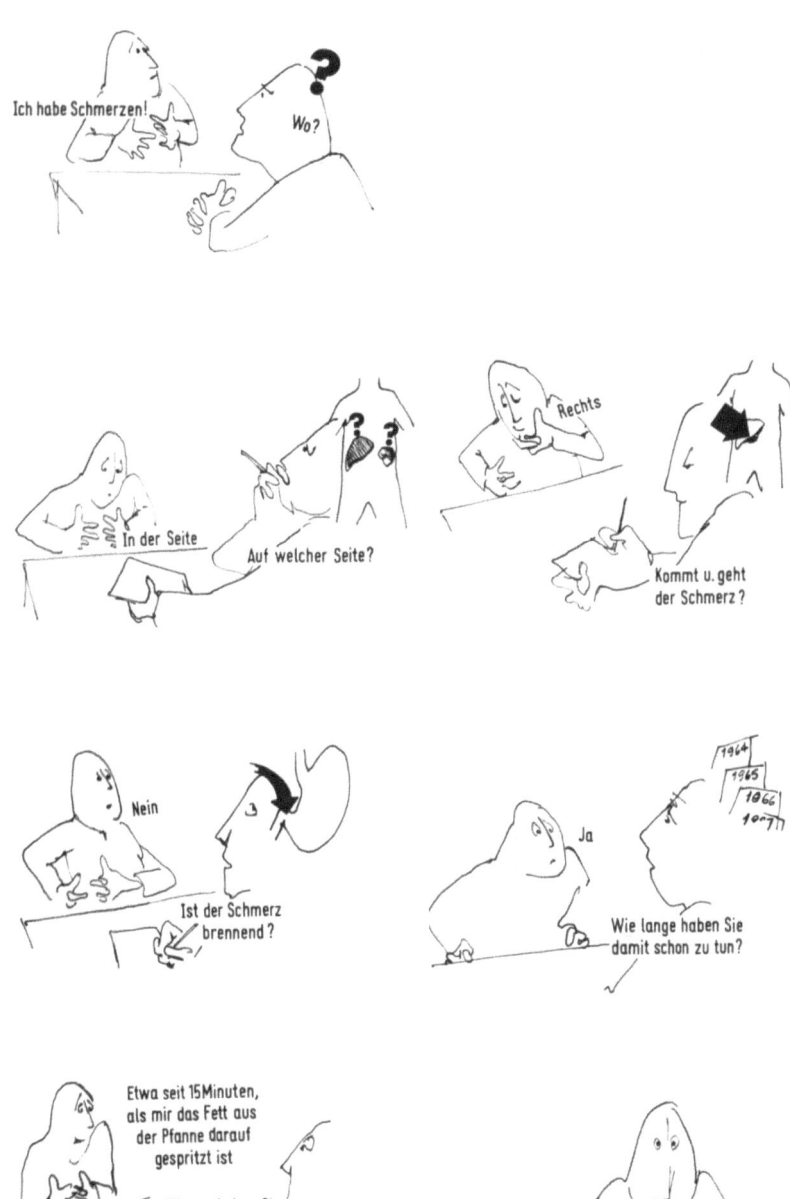

c) Dichotomische Fragen

Bei manchen Patienten birgt die Verwendung von dichotomischen Fragen, auf die mit ja oder nein zu antworten ist, Gefahren in sich. Bedenken Sie, daß die Anamneseerhebung auch ein zwischenmenschliches Zusammenwirken auf professioneller Basis darstellt. Der Patient kann dabei Antworten geben, die mehr durch die gegenwärtige Umgebung, als die zugrundeliegenden Tatsachen bestimmt werden.

Wenn auf eine Frage mit „Ja" geantwortet wird, können Sie nicht sicher sein, was dieses „Ja" bedeutet. Hat der Patient die Antwort gegeben, um Ihnen zu *gefallen*, um Ihnen die Antwort zu geben, die Sie nach Ansicht des Patienten *gerne hören* wollen, um der Diskussion einer Sache *auszuweichen*, die der Patient vermeiden möchte oder beruht die Antwort auf *Tatsachen?* Auf die folgenden Fragen können Sie aus jeder der angeführten Ursachen ein „Ja" erhalten.

A. Konnten Sie das Medikament einnehmen?
B. Sie können Ihre Arbeit jetzt wieder verrichten?
C. Können Sie die Diät einhalten?

1. Dieselbe Situation entsteht, wenn eine Frage mit „Nein" beantwortet werden kann.
   Der Patient kann die Absicht haben, Ihnen zu widersprechen, Ihnen zu . . ., wünschen, der Diskussion eines Problems zu . . . oder die Absicht haben, Ihnen eine Antwort zu geben, die . . . beruht.

Meine Antwort

Antwort: gefallen; entgehen; auf Tatsachen.

Die nachfolgenden Fragen stellen Beispiele dar, die gerne mit einem bedeutungslosen „Nein" beantwortet werden:

A. Hatten Sie Schwierigkeiten mit den Ohren?
B. Nehmen Sie häufig Beruhigungsmittel?
C. War die Entbindung schwierig?
D. War es Ihnen zuvor schon einmal schlecht?
E. Hatten Sie üble Kopfschmerzen?
F. Haben Sie schon nach Ihrem Hund getreten?
G. Brüllen Sie Ihre Kinder an?
H. Rauchen Sie übermäßig viel?

d) Suggestivfragen

1. *Arzt:* Der Puls, den die Schwester gemessen hat, war etwas rasch. Waren Sie dabei entspannt, oder doch etwas nervös?
   Pat.: Ich war etwas nervös.
   Was war an der Frage des Arztes falsch?

Meine Antwort

Antwort: Der Arzt gab dem Patienten mit der Frage die Antwort. Um diesen Fehler zu vermeiden, hätte der Arzt wie folgt fragen können: „In welcher Verfassung waren Sie, als die Schwester den Puls gemessen hat?" Und etwas später: „Waren Sie dabei entspannt?"

2. Sowohl der in der Patientenbefragung erfahrene Arzt als auch der Neuling stellt Fragen, die eine bestimmte Antwort suggerieren. Fassen Sie die folgenden Fragen neu, so daß Sie nicht mehr die Antwort suggerieren.
   A. Ist der Schmerz aus Ihrer Brust in den linken Arm gezogen?
   B. Sind die Schmerzen nach einer großen Mahlzeit schlimmer geworden?
   C. Manchen Patienten wird es auf dieses Medikament hin schlecht, geht es Ihnen auch so?
   D. Stimmt es, daß Sie das Medikament auch so eingenommen haben, wie es verordnet war?
   E. Versuchen Sie auch immer, den Schmerz durch Ausruhen zu beseitigen, ehe Sie das Medikament nehmen?

Meine Antwort

Antwort: Wir würden diese Fragen wie folgt umformen:
A. Sitzt der Schmerz nur in der Brust oder ist er auch an anderen Stellen?
B. Was macht der Schmerz, wenn Sie eine große Mahlzeit gegessen haben?
C. Macht Ihnen das Medikament Beschwerden? Oder: Wie bekommt Ihnen die Medizin?
D. Wie nehmen Sie das Medikament jetzt ein?
E. Was machen Sie, um die Schmerzen loszuwerden?

3. Eine Frage kann auf ihren suggestiven Charakter geprüft werden. Man untersucht dazu, ob sie in sich Hinweise auf die vom Fragenden erwartete Antwort enthält und in welcher Stärke diese Hinweise beim Befragten wirken. Bei welcher der folgenden Fragen können Sie die erwartete Antwort aus der Frage entnehmen?
A. Sie nehmen doch das Medikament nach jeder Mahlzeit, nicht wahr?
B. Können Sie das Medikament nach jeder Mahlzeit einnehmen?

Meine Antwort

Antwort: Bei der Frage A.
Bei dem Beispiel B haben Sie dem Patienten einen annehmbaren Ausweg gelassen, die Anordnung nicht ganz genau zu befolgen.

4. Sie erheben die Anamnese bei einem Patienten, der einen Betriebsunfall hatte. Dabei möchten Sie wissen, ob die Schmerzen vom Rücken aus in seine Beine ziehen. Wie würden Sie die folgende Frage umformen, um die Suggestion zu vermeiden, daß das Ausstrahlen der Schmerzen in die Beine zu erwarten ist: „Ist der Schmerz jemals in Ihre Beine geschossen?"

Meine Antwort

Antwort: Sitzen die Schmerzen nur im Rücken?
Machen sich die Schmerzen an anderen Stellen bemerkbar?

e) Sondierungsfragen

1. Wenn die Patienten von ihren Beschwerden erzählen, berichten sie nicht alle Einzelheiten, die Sie benötigen. Wenn sie zum Beispiel eine bestimmte Phase ihrer Krankheit schildern, kann es erforderlich werden, mit gezielten Sondierungsfragen spezifische Informationen zu gewinnen. Welche der folgenden Fragen würde auf bestimmte Einzelheiten abzielen?
   A. Und dann?
   B. Was ist Ihnen damals noch aufgefallen?
   C. Mhm hmm?

   Meine Antwort

   Antwort: A und B.
   Die Antwortreaktion C erlaubt es dem Patienten, den Gegenstand völlig zu wechseln oder in jede beliebige Richtung auszuweichen.

2. Das Gespräch lieferte bislang die folgenden Informationen von einem Patienten: Manchmal habe er nach dem Mittagessen Magenschmerzen, die hoch sitzen. Sie würden etwa eine halbe Stunde anhalten und bei der Wiederaufnahme der Arbeit verschwinden. Sie möchten gerne wissen, ob das Verzehren bestimmter Speisen den Schmerz auslöst (qualitative Unverträglichkeit von Speisen). Welche der folgenden Fragen würden Sie auswählen, um diese Information zu erhalten?
   A. Was ist Ihnen an den Tagen aufgefallen, an denen Sie die Schmerzen haben?
   B. Essen Sie an den Tagen, an denen Sie Magenschmerzen haben, auch mal etwas anderes?
   C. Vermeiden Sie bestimmte Speisen, um keine Schmerzen zu bekommen?
   D. Essen Sie jeden Tag dasselbe zum Mittagessen?
   E. Erzählen Sie mir bitte mehr davon?

   Meine Antwort

   Antwort: B, C und D.
   Die Fragen A und E erlauben dem Patienten, zu weit von der Information abzuschweifen, die Sie haben wollen.

3. Ein Patient erzählt Ihnen, daß sein Husten morgens schlimmer sei und besonders dann, wenn er am Tag zuvor mehr als üblich geraucht habe. Er berichtet Ihnen von der Häufigkeit des Hustens, seiner Dauer und den Schmerzen, die damit verbunden sind. Sie möchten gerne wissen, ob er dabei blutigen Auswurf hat. Formulieren Sie eine Sondierungsfrage, die weder die Antwort enthält, noch dem Patienten Angst einjagt!

Meine Antwort

Antwort: Vergleichen Sie Ihre Antwort mit den folgenden:
Welche Farbe hat der Auswurf, den Sie abhusten?
Wie sieht der Auswurf aus, den Sie abhusten?
Ehe Sie die endgültige Antwort erhalten, ob der Patient blutigen Auswurf hat, kann es notwendig sein, weiter zu fragen: „Ist der Auswurf rötlich gestreift?"

5. Gestaltung der Anamneseerhebung

Die Gestaltung oder auch die Strukturierung des Gespräches erfolgt durch:
1. die „natürliche" Umgebung;
2. den Patienten;
3. den Arzt.

Strukturierung durch die „natürliche" Umgebung

Das Erheben der Anamnese gestaltet sich je nach dem äußeren Rahmen unterschiedlich. Es kann auf der Station in einem Zweibettzimmer stattfinden, wobei der Patient flach auf dem Rücken liegt, während der Arzt über ihm steht. Die Situation ist ganz anders, wenn das Gespräch in einem ruhigen Sprechzimmer für Privatpatienten ausgeführt wird, das mit dicken Teppichen belegt ist, und mit seinen in Edelholz getäfelten Wänden eine gedämpfte Atmosphäre schafft. Es spielt eine Rolle, ob beim Erheben der Anamnese eine Patientin ein unansehnliches Anstaltshemd an hat und auf einem harten, kalten, mit Wachstuch überzogenen Untersuchungsbett sitzt, oder ob die Patientin hübsch angezogen und gemütlich in einem warmen Lehnstuhl ruht. Die äußeren Bedingungen begünstigen oder hemmen die Diskussion bestimmter Tatbestände. In gleicher Weise wird das Herstellen eines Arzt-Patienten-Verhältnisses durch die äußeren Bedingungen begünstigt oder beeinträchtigt.

1. Suchen Sie für die in der ersten Spalte aufgeführten Untersuchungssituationen aus Spalte 2 die Anteile der Vorgeschichte heraus, die sich dabei am *leichtesten* ermitteln lassen.

   A. Vierbettzimmer einer Allgemeinstation   a. Beschwerden organischer Natur

   B. Sprechzimmer für Privatpatienten   b. soziale Vorgeschichte
   C. Untersuchungszimmer   c. emotioneller Status
   D. Privatwohnung des Patienten   d. persönliche Vorgeschichte
   E. Notaufnahmeraum   e. frühere Krankenhausaufenthalte

Meine Antwort

Antwort: Obwohl wir nicht in der Lage waren, unsere Ansichten durch entsprechende Forschungsarbeiten zu belegen, glauben wir doch, auf Grund unserer Erfahrung die entsprechende Auswahl vornehmen zu können. Ein Vergleich Ihrer Zuordnungen mit den unseren wäre deswegen interessant.
A.: a und e
B.: b, c und d
C.: a und e
D.: a, je nach den häuslichen Bedingungen b und c
E.: a

2. Suchen Sie für die in der ersten Spalte aufgeführten Untersuchungssituationen aus Spalte 2 die Anteile der Vorgeschichte heraus, die sich dabei *schlecht* ermitteln lassen.

A. Vierbettzimmer einer Allgemeinstation
B. Sprechzimmer für Privatpatienten
C. Untersuchungszimmer
D. Privatwohnung des Patienten
E. Notaufnahmeraum

a. Beschwerden organischer Natur
b. soziale Vorgeschichte
c. emotioneller Status
d. persönliche Vorgeschichte
e. frühere Krankenhausaufenthalte

Meine Antwort

Antwort: Auch hier erfolgt unsere Zuordnung ohne entsprechende wissenschaftliche Unterlagen, wir haben uns aber wie folgt entschieden:
A.: c und d
B.: keine
C.: c und d
D.: b, c und d, je nach der häuslichen Umgebung
E.: b und d

b) Strukturierung durch den Patienten

Wenn die Diskussion Dinge betrifft, von denen der Patient entweder spontan oder durch Assoziationen spricht, dann ist er auch bereit, darüber ausführlicher zu reden. Themen dagegen, die der Arzt anspricht, treffen den Patienten häufig unvorbereitet. Wenn der Patient Pausen einlegt, um seine Gedanken zu sammeln, um seine Angaben entsprechend dem vom Arzt vorgegebenen Schema zu ordnen oder um die von den Problemen ausgelösten Emotionen zu beherrschen, so bedeutet das, daß er für dieses Thema noch nicht bereit ist.

Der folgende wörtliche Auszug aus einer Anamneseerhebung illustriert diese Strukturierung:

Pat.: Diese Verdauungsbeschwerden haben mir in den letzten Monaten zu schaffen gemacht. Sie machen mir richtig Schwierigkeiten. Sie stören mich bei der Arbeit und bei allem sonstigen.
Arzt: Können Sie mir darüber noch etwas mehr erzählen?
Pat.: Sie meinen wie es anfing mit allem, und so was?
Arzt: Ja!
Pat.: Nun — bei der Arbeit ... wenn ich dann nach dem Mittagessen in der Grube arbeitete.
Arzt: Grube?
Pat.: Ich bin Automechaniker.
Arzt: Ach ja.
Pat.: Bei der Esso-Tankstelle.

1. Wie würden Sie hier reagieren? Sie müssen mehr von diesen Verdauungsstörungen wissen!
   A. Was essen Sie zu Mittag?
   B. Und nach dem Mittagessen?
   C. Es macht Ihnen zu schaffen, wenn Sie in der Tankstelle sind!
   D. Wie sind denn die Verdauungsstörungen?

> **Meine Antwort**

Antwort: B und C sind zu bevorzugen, da sie das vom Patienten angeschnittene Problem fortsetzen und so die erforderlichen Informationen bringen werden. Bei der Erhebung der Anamnese, wie sie tatsächlich stattgefunden hat, wurde die Erwiderung B benutzt. Daraus ergibt sich:

Pat.: Ja, nach dem Mittagessen gehe ich unter ein Auto in die Grube hinunter und fange mit der Arbeit an und dann – uuhhh – dann fangen die Leibschmerzen an und ich muß wieder aufhören mit der Arbeit. Ich muß sofort alles fallen lassen und mich hinsetzen.

2. Welchen Zweck verfolgt dieser Teil des Gespräches?
   A. Eine Beschreibung der Arbeit des Patienten zu erhalten.
   B. Eine Beschreibung der Beschwerden des Patienten zu bekommen.
   C. Eine Beschreibung des Mittagessens des Patienten zu bekommen.

> **Meine Antwort**

Antwort: Richtig war die Antwort:
   B. Eine Beschreibung der Beschwerden des Patienten zu bekommen.

3. Wie würden Sie auf diese Beschreibung der Beschwerden durch den Patienten reagieren?

Pat.: Ja, nach dem Mittagessen gehe ich unter ein Auto in die Grube hinunter und fange mit der Arbeit an und dann – uuhhh – fangen die Leibschmerzen an und ich muß wieder aufhören mit der Arbeit. Ich muß sofort alles fallen lassen und mich hinsetzen.

> **Meine Antwort**

Antwort: Vergleichen Sie Ihre Antwort mit der, die sich bei der Anamneseerhebung tatsächlich ergeben hat.
Arzt: Könnten Sie mir mehr davon erzählen wie es ist, wenn Sie mit der Arbeit aufhören müssen.
Pat.: Ja, Sie müssen wissen ... da gibt es gar nichts anderes, da müssen Sie einfach – ich muß halt einfach aufhören. Es ist, als wenn mir ein ganzer Lastwagen auf dem Bauch stehen würde und Mann, da muß ich einfach raus und mich hinsetzen!

c) Strukturierung durch den Arzt: Planung der Anamneseerhebung

Der Arzt gibt der Anamneseerhebung auf eine feine, vorsichtig steuernde Art ihre Struktur. Er fördert oder hemmt die Besprechung bestimmter Themen dadurch, daß er Interesse oder Gleichgültigkeit bis zur Langeweile zeigt oder aber durch Fragen und Kommentare. Er lenkt die Assoziationen des Patienten und fragt am Ende jedes Themas den Patienten nach bestimmten Einzelheiten, die dieser bis dahin noch nicht selbst vorgebracht hat.
Im allgemeinen wird die Anamneseerhebung nach folgenden Gesichtspunkten gegliedert:
A. Hauptbeschwerden des Patienten – warum suchte der Patient ärztliche Hilfe.
B. Entwicklung der Hauptbeschwerden in der letzten Zeit; im allgemeinen versteht man darunter während der letzten Wochen.
C. Sozialpsychologische, allgemeine und biologische Umstände, unter denen sich die jetzigen Beschwerden entwickelt haben.
D. Beginn der Beschwerden sowie soziale, allgemeine, physikalische, chemische und bakterielle Beeinflussung während des Einsetzens der Beschwerden.
E. Chronologisch geordnete Vorgeschichte von Beginn der Beschwerden bis zur Gegenwart.
F. Eigene Vorgeschichte, geordnet nach folgenden Gesichtspunkten: Erbanlagen, allgemeine medizinische, allgemeine psychologische Einflüsse, Ausbildung, ausgeübter Beruf, soziale Beziehungen.
H. Psychiatrische Exploration, falls den Umständen nach erforderlich.
I. Überblick über die körperlichen Beschwerden, nach Organsystemen geordnet (kann auch während der Untersuchung gewonnen werden).

1. *Arzt:* Wo fehlt es, Frau Michel?
Pat.: Seit einiger Zeit habe ich Rückenschmerzen und kann nicht mehr schlafen. Es ist so schlimm geworden, daß ich nichts mehr machen kann.

Was wollen Sie als nächstes bei der Anamneseerhebung wissen?
A. Beginn der Beschwerden
B. Schweregrad und Art der Beschwerden
C. Gegenwärtige Lebensumstände

Meine Antwort

Antwort: Wir würden B bevorzugen. Die Anamneseerhebung geht weiter.
Arzt: Sie können nichts mehr machen?
Pat.: Nein, nicht mehr viel. Ich kann nicht mehr putzen, staubsaugen, mich nicht mal mehr bücken, um etwas aufzuheben. Am besten geht es mir, wenn ich flach im Bett liege.
Arzt: Ist es Ihnen möglich aufzustehen und herumzugehen?
Pat.: Ja, aber mit Schmerzen. Selbst wenn ich jetzt hier auf dem Stuhl sitze, bekomme ich Rückenschmerzen.
Arzt: Wie ist es mit Ihrem Rücken bei Nacht?
Pat.: Anfangs habe ich Beschwerden und ich kann dann nicht einschlafen. Wenn ich mich dann im Schlaf umdrehe, erwischt es mich richtig. Dann werde ich hellwach und kann nicht mehr einschlafen.

2. Was wollen Sie jetzt wissen?
A. Beginn der Beschwerden
B. Art und Schweregrad der Beschwerden
C. Gegenwärtige Lebensumstände

Meine Antwort

Antwort: C folgt logisch. Die Anamneseerhebung geht weiter.
Arzt: Wie ist es denn mit so schweren Schmerzen?
Pat.: Es ist furchtbar! Die ganze Familie leidet darunter.
Arzt: Wie kommt das?
Pat.: Sie müssen alle einspringen und meine Arbeit übernehmen. Ich kann nicht mal mehr das Essen kochen. Mein Mann steht auf und macht sein eigenes Frühstück, die Kinder machen ihres und ich liege nur da und versuche die Schmerzen zu ertragen.

3. Wonach würden sie jetzt fragen?
A. Beginn der Beschwerden
B. Frühere Beschwerden
C. Gegenwärtige Lebensumstände

Meine Antwort

Antwort: Wir würden A wählen, falls die Stimmungslage der Patientin jetzt nicht eine Exploration ihrer Emotionen erfordert. Würde sie ernstlich depressiv erscheinen, wäre es richtig, jetzt auf ihre Lebensumstände einzugehen.

Würde die Patientin zum Beispiel fortfahren: „Wenn ich keine Ruhe finden kann und ich nichts mehr für meine Familie tun kann, meine ich manchmal, ich müsse aufgeben." Jetzt müssen Sie ihr unbedingt folgen, wie dies im Kapitel über Selbstmord aufgeführt wird (Seite 88).

B erscheint nicht angebracht, da es einen Wechsel des Themas bedeutet.

6. Besondere Probleme beim Gespräch

a) Antagonistische Fragen

Antagonistische Fragen sind den Empfindungen des Patienten zuwider und lösen eine Abwehrreaktion aus, sie antagonisieren.

1. „Wenn ich meine Eintragungen Ihres Gewichtes vergleiche, haben Sie überhaupt nicht abgenommen. Warum essen Sie denn immer noch soviel?"
   Was ist an dieser Frage falsch?

   Meine Antwort

   Antwort: Diese Frage antagonisiert den Patienten und ruft seinen Widerstand hervor. Wenn Sie ihn dann intensiv drängen, wird er wahrscheinlich sehr wenig sagen oder er wird nicht die Wahrheit sagen.

2. Wenn der Patient Ihnen gegenüber ungezwungen wäre, würde er jetzt ... mit Ihnen sprechen und Sie würden eine viel zuverlässigere Vorgeschichte erhalten.

   Meine Antwort

   Antwort: Frei.

3. In den folgenden Wortpaaren haben wir ein emotionell neutrales und ein emotionell beladenes Wort. Streichen Sie in jedem Paar das emotionell neutrale Wort an, decken Sie dabei die richtigen Antworten ab.

Meine Antwort

A. Krebs – Geschwulst
B. unbefriedigend – schlecht
C. verstört – irr
D. blutig – rötlich
E. verantwortungslos – unbekümmert
F. gelb in den Augen – Gelbsucht
G. verzögerte Heilung – langsame Heilung
H. arbeitsunfähig – krank

Antworten: A. Geschwulst, B. unbefriedigend, C. verstört, D. rötlich, E. unbekümmert, F. gelb in den Augen, G. langsame Heilung, H. arbeitsunfähig.

4. Wählen Sie aus den folgenden Paaren jeweils die Frage aus, die weniger Widerstand auslöst!

   A. Warum haben Sie die Arbeit aufgegeben?
   B. Was hat Ihnen das Weiterarbeiten unmöglich gemacht?
   C. Haben Sie geglaubt, Sie hätten eine Geschwulst?
   D. Haben Sie geglaubt, Sie hätten Krebs?
   E. Das muß Sie aber verrückt gemacht haben.
   F. Das muß Sie aber gestört haben.
   G. Waren die Schmerzen nicht zum Aushalten?
   H. Mußten Sie der Schmerzen wegen Ihre Arbeit unterbrechen?
   I. Wie lange haben Sie sich behandelt, ehe Sie hierhergekommen sind?
   K. Wie lange haben Sie das schon ausgehalten?

Meine Antwort

Antwort: B, C, F, H und K.

5. Formen Sie die folgenden Fragen so um, daß der emotionell belastende Beiklang verschwindet.

   A. Haben Sie die Anweisungen, nach der Sie das Medikament einnehmen sollten, genau befolgt?
   B. Warum haben Sie Ihren Arbeitsplatz verlassen?
   C. Wann sind Sie aus der Schule geflogen?
   D. Warum haben Sie so lange gewartet, um mich erst heute abend deswegen aufzusuchen?
   E. Jetzt sagen Sie mir, wie Sie die Schmerzen in Ihrem Arm gespürt haben, ohne das Drum und Dran.

Meine Antwort

Antwort: Vergleichen Sie Ihr Ergebnis mit unserer Umformung dieser Fragen:
A. Wie nehmen Sie das Medikament jetzt ein?
B. Weswegen haben Sie Ihre Arbeit aufgegeben?
C. Wie weit sind Sie in der Schule gekommen?
D. Sie hätten deswegen auch schon früher kommen dürfen.
E. Wollen wir noch einmal auf die Schmerzen in Ihrem Arm zurückkommen, damit ich Sie besser verstehen kann.

6. Die Wirklichkeit auf dieser Welt ist selten streng in schwarz oder weiß, nach alles oder nichts eingeteilt. Sie setzt sich zusammen aus unterschiedlichen Schattierungen und aus Qualitätsunterschieden, verschiedenen Empfindungen oder Gefühlen. Die Fragen des Arztes müssen das berücksichtigen und mehr nach den Schattierungen als nach dem Entweder-Oder fragen. Man erhält mehr Informationen, wenn man mehr nach Abstufungen als nach absoluten Unterschieden fragt. Suchen Sie nach diesem Prinzip aus den folgenden zwei Fragen die aus, die Ihnen mehr Informationen einbringen wird:
A. Fällt Ihnen das Gehen schwer?
B. Wie weit können Sie gehen?

Meine Antwort

Antwort: Auf die Frage A kann der Patient „Ja" oder „Nein" antworten und wird es nie für nötig halten, mehr zu sagen. In Wirklichkeit kann es aber sein, daß der Patient tatsächlich beim Gehen gewisse Schwierigkeiten hat, er aber nach dem Tonfall Ihrer Frage annimmt, daß es noch nicht gerechtfertigt ist, mit „Ja" zu antworten.

Mit der Frage B ist der Patient gezwungen genau anzugeben, wie weit er gehen kann. Damit gibt er Ihnen Informationen, nach denen Sie selbst urteilen können, ob Sie das als „Schwierigkeiten beim Gehen" ansehen.

7. Suchen Sie aus den folgenden Fragepaaren jeweils die Frage aus, die Ihnen mehr Informationen einbringen wird und unterstreichen Sie den Ausdruck, der dies bewirkt:
   A. Ist es möglich, daß Sie an den Verletzungen schuld hatten?
   B. Ist es möglich, daß Sie teilweise an den Verletzungen schuld hatten?
   C. Haben Sie oft Halsentzündungen?
   D. Wie oft haben Sie Halsentzündungen?
   E. Haben Sie Kopfschmerzen, die auf die üblichen Mittel nicht ansprechen?
   F. Haben Sie Kopfschmerzen?

Meine Antwort

Antwort: B. Teilweise.
C. Wie oft.
D. Auf die üblichen Mittel nicht ansprechen.

8. Einleitungsfragen und Vorbereitungsfragen helfen bei der Erhebung der sozialen und persönlichen Vorgeschichte des Patienten. Ändern Sie die folgenden Fragen so um, daß sie dem Patienten annehmbar erscheinen.
   A. Hat Sie die Situation verärgert?
   B. War es Ihre Schuld, daß sie Ihnen böse war?
   C. Waren Sie mit der Arbeit unzufrieden?
   D. Werden Sie auf die wütend, die Ihre Anordnungen nicht befolgen?

Meine Antwort

Antwort: Es folgen einige Vorschläge, mit denen Sie Ihre Antworten vergleichen sollen:
A. Glauben Sie, daß die Situation gegeben war, jemanden zu verärgern?
B. Meinen Sie, Sie hätten auch einen Teil der Schuld daran gehabt, daß sie Ihnen böse war?
C. Kann es sein, daß Sie mit der Arbeit unzufrieden waren?
D. Würden Sie sagen, daß Sie sich über Menschen ärgern, die Ihre Anordnungen nicht befolgen?

b) „Warum"-Fragen

1. Was ist falsch an Fragen wie:
   A. Warum haben Sie dieses Medikament genommen?
   B. Warum haben Sie die Arbeit aufgegeben?
   D. Warum haben Sie sich scheiden lassen?

Meine Antwort

Antwort: Alle diese Fragen ziehen den Patienten wegen seines Verhaltens zur Rechenschaft. Da viel von seinem Verhalten im Unterbewußtsein begründet ist, oder Gründe hat, die für die Allgemeinheit unannehmbar sind, könnte der Patient dadurch aufgebracht werden. Er könnte den Eindruck bekommen, daß mit solchen Fragen Fehler bei ihm aufgedeckt werden und er könnte somit gereizt und vestimmt werden. Es ist schwierig, Fragen mit „Warum" zu beginnen, ohne dabei einen Vorwurf anklingen zu lassen.

2. Was ist falsch an einer Frage wie:
   A. Warum hatten Sie am Samstagnachmittag Kopfschmerzen?
   B. Warum waren Sie heute früh so reizbar?

Meine Antwort

Antwort: Wenn der Patient wüßte, warum es ihm so geht, würde er seine Krankheit verstehen und bräuchte nicht Ihren Rat. Außerdem wird der Patient gewöhnlich auf solche Fragen plausibel klingende Antworten geben.

Eine Alternative zur Frage „Warum" ist eine offene Erklärung dem Patienten gegenüber wie etwa: „Es ist mir nicht ganz klar . . ." oder „ich verstehe diese Situation nicht ganz, erklären Sie mir bitte, wie Sie es sehen." Solche Reaktionen reizen den Patienten nicht und bringen ihn auch nicht auf. Sie lassen ein Interesse des Arztes erkennen und geben dem Patienten Stützung. Bei jeder dieser Fragen kann der Patient eine vordergründige Antwort geben, er fühlt sich jedoch im allgemeinen nicht so sehr in der Verteidigung wie nach einer direkten „Warum"?-Frage.

c) Unterbrechung der Anamneseerhebung

1. Wie würden Sie es als Patient auffassen, wenn Sie bei einem Arzt wären und dieser während der Anamneseerhebung ein langes, nebensächliches Telefongespräch führen würde?

Meine Antwort

Antwort: Die meisten Patienten nehmen diese Störung übel. Sie empfinden einen Mangel an Interesse von seiten des Arztes, außerdem stört es sie, sein Gespräch ungewollt mithören zu müssen. Sie sind auch darüber verärgert, daß er „ihre" Zeit für jemand anderen verwendet. Außerdem ist der Gesprächsfluß unterbrochen. Die gesamte Situation, die aus Gedanken, Assoziationen, Empfindungen und Wechselwirkungen aufgebaut war, kann nie wieder geschaffen werden. Sie ist für immer verloren.

Ärzte, besonders Internisten und Psychiater haben die Anamneseerhebung einem chirurgischen Eingriff gleichgesetzt, was die Unterbrechung anbetrifft. Chirurgen gestatten eine Unterbrechung nur während kleiner, unproblematischer Eingriffe. In gleicher Weise sind Unterbrechungen nur bei kurzen Anamneseerhebungen, bei denen es um Kleinigkeiten geht, die an der Oberfläche liegen, gestattet.

2. Seit 5 Minuten erheben Sie bei einem neuen Patienten die Anamnese. Die Stationsschwester ruft an, um über einen Patienten zu reden, der soeben für Sie aufgenommen wurde. Welche Antwort sollte Ihre Sekretärin am Telefon geben?

Meine Antwort

Antwort: Herr Doktor M. untersucht jetzt einen Patienten, soll er zurückrufen?

3. Seit 5 Minuten erheben Sie die Anamnese bei einem Patienten. Herr Doktor W. ruft an, um Ihnen einen Patienten zu überweisen. Wie soll Ihre Sekretärin antworten?

Meine Antwort

Antwort: Herr Doktor M. hat eben einen Patienten bei sich, kann ich etwas für Sie tun oder soll er Sie anrufen, sobald er fertig ist?

Es kann Ihnen so vorkommen, daß diese Antwort einem Kollegen gegenüber zu scharf ist. Andererseits sollte er jedoch auch auf Sie Rücksicht nehmen und die Behandlung eines Patienten entsprechend hoch einschätzen. Wenn Sie als Chirurg mitten in einer großen Operation ständen, würde er auch nicht erwarten, daß Sie ans Telefon kämen. Deshalb sollte er auch nicht verlangen, daß Sie Ihre gleichermaßen schwierige Operation der Exploration, bei der Sie dazu noch auf sich allein gestellt sind, unterbrechen. In manchen Institutionen ist es allerdings üblich, daß ein Arzt seine Arbeit, was sie auch sei, unterbricht, um den Anruf eines anderen Arztes entgegenzunehmen. Wenn dies der Fall ist, kann die Schwester antworten: „Kann ich etwas für Sie tun, oder müssen Sie Herrn Doktor M. selbst sprechen?"

4. Es kann aber auch Augenblicke geben, bei denen das Gespräch abgebrochen werden muß, so zum Beispiel, wenn Sie dringend wegmüssen. Ein Beispiel wäre, daß Ihr Sohn in der Schule ein Bein gebrochen hat und die Schule sich um Hilfe an Sie wendet. Was würden Sie Ihrem Patienten in einem solchen Fall sagen?

Meine Antwort

Antwort: „Entschuldigen Sie mich bitte einen Augenblick". Sie verlassen den Raum und übernehmen das Gespräch auf einem anderen Apparat. Wenn Sie zu dem Patienten zurückkommen, sagen Sie: „Mein Sohn hatte eben einen Unfall, es tut mir furchtbar leid, aber wir müssen das Gespräch später fortsetzen. Macht es Ihnen etwas aus, eine Stunde zu warten oder hätten Sie lieber einen neuen Termin?"
Es ist wichtig, daß Sie offen und ehrlich sind und die Unannehmlichkeiten berücksichtigen, die Sie dem Patienten schaffen.

d) Wechsel des Themas

Ein Gespräch baut auf einer Anzahl sich zusammenfügender Themen auf. Der Arzt steuert die Auswahl der Themen und lenkt sie mittels der Vielzahl der oben genannten Techniken auf ein bestimmtes Ziel hin, indem er wohlüberlegt die Themen wechselt oder aber den Patienten unter Umständen davon abhält, das Thema selbst zu wechseln.

1. Ein Patient hat Ihnen eine vollständige Beschreibung seiner augenblicklichen Beschwerden einer Angina pectoris und Atemnot angegeben. Sie möchten jetzt wissen, ob jemand in seiner Familie ähnliche Beschwerden hat und wollen daher das Gespräch auf seine Familie bringen. Welcher der folgenden Fragen würden Sie den Vorzug geben?
   A. Hat irgend jemand in Ihrer Familie mit dem Herzen zu tun?
   B. Kennen Sie jemand, der ähnliche Beschwerden hat?
   C. Jetzt würde mich Ihre Familie interessieren. Hat jemand in Ihrer engeren oder weiteren Familie ähnliche Beschwerden?

   Meine Antwort

   Antwort: Die Frage A schließt ein, daß seine Beschwerden von einer Herzkrankheit herkommen und weckt in ihm die Meinung, daß Sie der Ansicht sind, diese Beschwerden seien in seiner Familie erblich.
   B ist eine offene Frage, die es ihm völlig freistellt, z. B. auch über bekannte Arbeitskollegen zu berichten.
   Die Frage C wäre zu bevorzugen, da sie dem Patienten gegenüber die nächste Frage begründet. Er braucht nicht zu raten, warum Sie das Thema gewechselt haben. Außerdem gibt ihm die Formulierung der Frage den Eindruck, daß Sie gründlich und systematisch vorgehen und Fachausdrücke vermeiden.

Es ist gut, dem Patienten den Grund für den Wechsel des Themas mitzuteilen. Es könnte sonst sein, daß er aus falschen Schlußfolgerungen einen Widerstand aufbaut. Wenn keine offenbar logische Verbindung zwischen dem einen Thema und dem nächsten besteht, dürfte es gut sein, dem Patienten eine Begründung für den Themenwechsel zu geben.
Seien Sie ehrlich zu Ihrem Patienten!
Wenn aber eine logische Verbindung besteht, so zeigen Sie diese dem Patienten auf. Durch Ihre wohlbedachte Offenheit und Ehrlichkeit ermutigen Sie auch den Patienten, offen und ehrlich zu Ihnen zu sein.

2. Was ist bei diesem Dialog falsch?
   Pat.: Herr Doktor, ich glaube, jetzt habe ich Ihnen alles von meiner Geschlechtskrankheit erzählt. Nur hätte ich früher kommen sollen.
   — Pause —
   Arzt: Wie geht es Ihrer Mutter?

Meine Antwort

Antwort: Da der Arzt keine logische Verbindung hergestellt hat, könnte es sein, daß der Patient antwortet: „Was soll denn diese Frage? Meine Mutter hat doch nichts mit dieser Krankheit zu tun!" Gehen Sie jetzt zur Aufgabe drei weiter.

3. Wie hätte der Arzt die Frage formulieren können um das Einholen dieser Information als eine logische Folge herauszustellen?

Meine Antwort

Antwort: „Das kann ja sein, aber wir können Ihnen noch helfen. Sie haben mir jetzt alles von sich erzählt. Wir wollen jetzt nur noch kurz sehen, ob es in Ihrer Familie etwas Besonderes gibt. Ist Ihre Mutter gesund?" oder „Das könnte ja sein, aber es ist noch nicht zu spät, Ihnen zu helfen. Um einen besseren Überblick zu bekommen, brauche ich noch einige Angaben über Ihre Familie. Ist Ihre Mutter gesund?"

4. *Arzt:* Was meinen Sie, fehlt Ihnen?
   Pat.: Ich habe diesen Husten schon eine ganze Weile. Jetzt wird er aber schlimmer. In der letzten Nacht konnte ich wegen dem Husten so gut wie gar nicht schlafen!
   Arzt: Wie ist es denn?
   Pat.: Es fühlt sich an, als würde es mitten in meiner Brust sitzen. Dann tut mir die Kehle weh und ich kann einfach nicht mehr aufhören zu husten. Dabei werden meine Kopfschmerzen schlimmer und es fängt an, in meinem Kopf zu klopfen.

Sie wollen jetzt näher auf den Husten eingehen und über die Kopfschmerzen später reden. Schreiben Sie Ihre Antwort nieder.

Meine Antwort

Antwort: Wie haben Sie es dem Patienten klargemacht, daß Sie die Absicht hatten auf die Kopfschmerzen später zurückzukommen? Sie können etwa wie folgt antworten: „Ich müßte jetzt zunächst mehr über den Husten wissen, über die Kopfschmerzen können wir danach reden" — (jetzt erwartungsvolles Schweigen, damit der Patient in seinem Bericht fortfährt).

e) Wenn der Patient Fragen stellt

1. Die Situation bei der Anamneseerhebung kann schwierig werden, wenn ein Patient selbst eine Frage stellt. Wie würden Sie auf diese reagieren: „Herr Doktor, bin ich denn verrückt?"

Meine Antwort

Antwort: Unabhängig davon, wie gut Sie einen Patienten kennen, können Sie auf diese Frage nicht antworten, denn Sie wissen nicht, was er unter „verrückt" versteht. Die einzige Antwort ist deshalb: „Wie soll ich das verstehen?" oder „Wie meinen Sie das?" oder „Warum fragen Sie das?" In Ihrer nichtverbalen Kommunikation müssen Sie dabei Ihre Überraschung über eine solche Frage zum Ausdruck bringen. Häufig stellt der Patient eine solche Frage, um das Thema zu wechseln oder, um eine Frage loszuwerden, die ihn seit längerer Zeit bedrückt. Häufig wird sich aus seiner Antwort ergeben, daß ihm in letzter Zeit seine Vergeßlichkeit aufgefallen ist und er sich darüber Gedanken gemacht hat.

2. Wie würden Sie auf eine solche Frage reagieren:
„Sind Sie verheiratet? Haben Sie Kinder?"
A. Wenn der Patient diese als reine Sachfrage bringt.
B. Wenn der Patient damit versucht, im Arzt-Patienten-Verhältnis zu dominieren.

Meine Antwort

Antwort: A. Eine einfache und freie Antwort mit „Ja" oder „Nein" wäre angebracht. Wir gehen davon aus, daß der Patient Sie, den Arzt als Person von Fleisch und Blut und nicht als das Abbild einer idealisierten Rolle kennenlernen will.
B. Eine sichere Antwort, vorausgesetzt, daß sie nicht aggressiv vorgebracht wird, ist immer: „Warum fragen Sie?" Wir nehmen in diesem Fall an, daß der Patient so fragt, um aus der sachlich professionellen Beziehung ein enges, ungezwungenes und gesellschaftlich bedeutendes Verhältnis herzustellen. Sollten Sie aber darauf eingehen und etwa mit „Ja" antworten, locken Sie damit noch persönlichere Fragen heraus, wie etwa „Ist denn Ihre Frau glücklich" oder „Weiß sie auch, daß sie Glück hatte, so jemand wie Sie zu bekommen?" Diese Fragen könnten zu dem Problem einer über die übliche Arzt-Patienten-Beziehung hinausgehenden Bindung führen. Verhindern Sie daher dieses Problem, ehe es soweit kommt.

Als Regel kann gelten, persönliche Fragen eines Patienten nur dann frei und offen zu beantworten, wenn Sie ganz klar verstehen, warum sie gestellt werden und wenn Sie glauben, daß Ihre Antwort für die Beibehaltung eines guten Arzt-Patienten-Verhältnisses erforderlich ist.

3. Wie würden Sie auf folgende Fragen reagieren:
„Sind Sie Sozialist?" oder „Gehören Sie zu den Baptisten?"

Meine Antwort

Antwort: Es schickt sich im allgemeinen für einen Patienten nicht, solche Fragen zu stellen. Ihre Antwort sollte erkennen lassen, daß die Diskussion dieser Dinge nicht zur Heilung beiträgt.

Wir würden folgende Antwort vorschlagen:
„Es ist interessant, daß Sie danach fragen. Was ich aber jetzt wissen möchte ist ..." oder
„Warum fragen Sie das?"

4. Wie würden Sie reagieren, wenn ein Patient antwortet:
„Ach, es hat micht nur interessiert, wie Sie wählen werden."

Meine Antwort

Antwort: „Ich sehe nicht ein, was dies mit ihrem Gesundwerden zu tun hat?"

5. Sie wissen, daß der Patient ein Carcinom hat. Wie würden Sie auf folgende Frage reagieren: „Herr Doktor, habe ich Krebs?"

Meine Antwort

Antwort: Krebs ist ein Wort, das emotionell stark belastet ist und das im ärztlichen Sinn seine wörtliche Bedeutung verloren hat. Sie können deswegen auf diese Frage nicht einfach antworten. Sie werden 5 bis 10 Minuten oder mehr darauf verwenden müssen, zu diskutieren, was in dem Patienten vorgegangen ist und was er wirklich wissen möchte. Man könnte den Dialog auch wie folgt einleiten: „Ich weiß nicht, was Sie unter Krebs verstehen, aber wir wollen uns eingehend darüber unterhalten, was Ihnen fehlt. Zu Beginn wollen wir jedoch sehen, was Sie gedacht haben und was Ihnen auf dem Herzen liegt."

Die Antwort „Warum fragen Sie", könnte in dieser Situation ganz nützlich sein. Bedenken Sie aber, daß die Reaktion „Warum fragen Sie", leicht entmutigend wirkt und einen empfindlichen Patienten stören kann, vorausgesetzt, daß dieses nicht Ihre Absicht war.

6. Wie würden Sie auf folgende Frage reagieren:
„Herr Doktor, soll ich weiterhin beide Medikamente einnehmen?"
A. Wenn es dem Patienten nur um die Information geht.
B. Wenn der Patient sich damit beschweren will, daß er soviel Medikamente einnehmen muß?

Meine Antwort

Antwort: A. „Ja" oder „Nein" je nach Lage der Dinge. Es gibt Situationen und Fragen, wo direkte Antworten angebracht sind.
B. „Was halten Sie von den Medikamenten?" oder „Möchten Sie beide Medikamente weiternehmen?" Der Patient muß sich zu Hause entscheiden, ob er die Medikamente nimmt. Der Erfolg oder Mißerfolg in der Führung des Patienten hängt davon ab, ob Sie seine Einstellung zu den Medikamenten offenlegen.

f) Aufklärung über eine schwere Erkrankung

1. Sie erhielten soeben die Bestätigung, daß einer Ihrer Patienten ein Lymphosarkom des Colons hat. Gehen Sie davon aus, daß es Ihrer Überzeugung nach am besten ist, ihn über seine Krankheit aufzuklären. Wie werden Sie den Patienten oder seine Verwandten über die Krankheit informieren?

Meine Antwort

Meine Antwort (Fortsetzung)

Antwort: Wir bevorzugen folgendes Vorgehen:
„Wie geht es Ihnen jetzt?" Auf die Antwort des Patienten antworten Sie etwa mit: „Was wissen Sie über Ihre Krankheit?" Es ist am besten, von dem auszugehen, was der Patient von seiner Krankheit weiß und welche Befürchtungen er darüber hegt. Sie selbst haben wahrscheinlich keine klare Vorstellung von den Gedanken des Patienten.

2. Wie werden Sie die wirkliche Natur seiner Krankheit erklären, nachdem Sie seine eigene Vorstellung über seine Krankheit erfahren haben?

Meine Antwort

Antwort: Eine Möglichkeit ist, ihm die medizinische Diagnose zu sagen und sie ihm dann zu erklären. „Herr Ludwig, wir haben jetzt den Bericht des Pathologen über die Untersuchung des Gewebes erhalten, das wir in dieser Woche aus Ihrem Dickdarm entnommen hatten. Die Diagnose lautet Lymphosarkom. Kennen Sie diese Diagnose? Was wissen Sie über diese Krankheit?"

3. Der Patient könnte antworten: „Das habe ich noch nie gehört." Was werden Sie ihm jetzt sagen?

Meine Antwort

Antwort: Wir bevorzugen folgende Erwiderung:
„Welche Fragen haben Sie dazu?" Diese Frage ist sehr wichtig. Man beginnt am besten mit dem, wonach der Patient von sich aus frägt. Überschüttet man ihn mit Informationen, die er nicht haben will, kann es sein, daß er diese gefühlsmäßig nicht verarbeiten kann oder aus einer ganzen Anzahl von Gründen nicht annehmen will. Was den Patienten wirklich berührt, ist, ob er am Leben bleiben wird, ob er wieder zur Arbeit gehen kann, ob er Schmerzen haben wird oder ob er operiert werden muß.

Im Gespräch mit einem Patienten ist es am besten, spezielle Fragen zu beantworten und dabei zu berücksichtigen, daß man seine Abwehr nicht schwächen darf. Man muß ihm beibringen, daß man ihn unterstützen wird, was immer er auch durchmachen muß.

4. Was sollte vor dem Ende des Gespräches getan werden, nachdem alle Fragen des Patienten beantwortet sind und seine Krankheit mit ihm besprochen worden ist?

Meine Antwort

Antwort: Wir bevorzugen eine Aussage etwa folgender Art:
„Es ist mir viel daran gelegen, daß wir die Beurteilung Ihrer Lage gemeinsam vornehmen. Wir wollen nochmals durchgehen, wie Sie es jetzt betrachten." Sie werden erstaunt sein, wie oft das Verständnis des Patienten falsch ist. Wenn möglich sollten Sie die falsche Vorstellung des Patienten beseitigen. Dies kann unmöglich werden, wenn er persönliche Gründe zum Mißverständnis hat, wenn er zum Beispiel ein Bedürfnis hat, seine eigene Nachlässigkeit vor sich selbst zu verbergen. Wenn das Selbstverständnis auf solche Weise blockiert ist, so stellen Sie dies fest und lassen die Lösung noch so lange anstehen, bis der Patient sie besser aufnehmen kann.

5. Wie wollen Sie das Gespräch mit dem Patienten beenden?

Meine Antwort

Antwort: „Es könnte sein, daß Sie bei der nächsten Visite noch weitere Fragen haben. Ist dies der Fall, dann stellen Sie diese auch. Wir werden uns übermorgen wieder sehen und dann wollen wir diese Fragen beantworten."

Wenn man einen Patienten betreut, der an einer schweren chronischen Krankheit leidet oder der eine lange Behandlung braucht, ist es wichtig, ihn zu ermuntern, Fragen zu stellen. Dies wird ihm helfen, sich nicht in Grübeleien über seine Krankheit zu verlieren. Im extremen Fall kann ein Patient Sinnestäuschungen über Vorgänge in seinem eigenen Körper erliegen. Dies tritt besonders leicht ein, wenn der Patient dem Arzt keine Fragen stellt und sich keine klare Vorstellung über seine Krankheit machen kann. Solche Erlebnisse können eine Behandlung verhindern oder zumindest stören.

Zusammengefaßt ergeben sich folgende Schritte für die Aufklärung eines Patienten oder seiner Angehörigen über seine Krankheit:

1. Finden Sie heraus, was der Patient – oder die Angehörigen – über die Krankheit denken und wissen.
2. Finden Sie heraus, was er über seine Krankheit wissen will.
3. Geben Sie ehrlich auf die Fragen des Patienten solche Antworten, die ihm eine reale Hoffnung lassen.
4. Ehe Sie sich trennen, fragen Sie, ob er das, was Sie besprochen haben, auch verstanden hat.
5. Halten Sie die Kommunikation aufrecht, damit der Patient weitere Fragen stellen kann.

Wir empfehlen Kapitel 3 und 4 des Buches von Verwoerdt: „Communication with the fatally ill", zu lesen, um für die schwere Aufgabe, mit einem unheilbar Kranken über seine Krankheit zu reden, vorbereitet zu sein.

g) Orientierende Prüfung der geistigen Fähigkeiten

Hat der Arzt Verdacht, daß bei einem Patienten eine Abnormität der geistigen Fähigkeiten vorliegt, benutzt er Problemfragen oder andere gezielte Aufgaben, um hirnorganische Störungen zu sichern oder auszuschließen. Die Lösung einer Problemfrage erfordert den Einsatz bestimmter geistiger Funktionen. Eine ganze Reihe geistiger Funktionen kann in Kürze innerhalb der Anamneseerhebung geprüft werden.

h) Rechenvermögen

Die Fähigkeit des Kopfrechnens muß gegen den Hintergrund der Ausbildung, der gegenwärtigen Konzentrationsfähigkeit des Patienten und seiner inneren Spannungen beurteilt werden. Einige typische Fragen sind:
A. Ziehen Sie 7 von 100 ab, dann von dem Ergebnis wieder 7 und so weiter.
B. Was würden Sie herausbekommen, wenn Sie in einem Geschäft 2 Büchsen Erbsen zu je 80 Pfennige gekauft hätten und an der Kasse mit einem Zweimarkstück bezahlt hätten?
C. Was ist 7 und 6?

i) Abstraktes Denken

Die Fähigkeit zum abstrakten Denken und zum abstrakten Urteilen ist bei Patienten mit Psychosen, akuten Intoxikationen, bestimmten Vergiftungen und Hirnverletzungen beeinträchtigt. Zur Prüfung der Fähigkeit des abstrakten Urteilens können folgende Beispiele verwendet werden:
A. Was ist der Unterschied zwischen einem Stuhl und einem Tisch?
B. Was ist der Unterschied zwischen einem Korb und einer Kiste?
C. Was ist der Unterschied zwischen einem Baum und einem Strauch?
Eine andere Art von Fragen zur Prüfung des abstrakten Urteilens besteht darin, den Patienten Sprichwörter erklären zu lassen. Beispiele sind:
A. Was bedeutet: „Morgenstund hat Gold im Mund?"
B. Was bedeutet: „Der Spatz in der Hand ist mehr wert als die Taube auf dem Dach?"
C. Was bedeutet: „Der Apfel fällt nicht weit vom Stamm?"
Die Beurteilung der Antwort erfolgt nach der Richtigkeit der Deutung und dem Grad der Abstraktion.

k) Orientierung

Bei akuten und chronischen zentralnervösen Störungen ist es dem Patienten nicht mehr möglich, sich nach Zeit, Ort und umgebenden Personen zu orientieren. Ein Patient sollte antworten, wenn er mit seinem Namen angesprochen wird und in der Lage sein, seinen Namen anzugeben. Ein Patient von durchschnittlicher Intelligenz sollte sein Alter, den Wochentag sowie das Datum nach Monat und Jahr wissen. Außerdem sollte er eine Vorstellung haben, wieviel Zeit seit dem Frühstück, dem Mittagessen oder der letzten

Mahlzeit vergangen ist und wie lange er im Krankenhaus ist. Er sollte den Namen der Stadt und des Bundeslandes und, falls er im Krankenhaus ist, den Namen des Krankenhauses wissen.

l) Urteilsfähigkeit

Die Urteilsfähigkeit eines Patienten kann als Folge einer hirnorganischen Störung beeinträchtigt sein. Es machen sich aber auch ethnische oder soziale Einflüsse seiner Umgebung bemerkbar. Mit folgenden Fragen kann die Urteilsfähigkeit geprüft werden:
A. Was würden Sie machen, wenn Sie einen Hundertmarkschein auf der Straße finden würden?
B. Was würden Sie machen, wenn Sie einen verschlossenen Briefumschlag finden würden, der eine vollständige Adresse hat und frankiert ist?
C. Lassen Sie sich eine bestimmte Situation aus dem Leben des Patienten schildern, um daraus sein Verhalten zu beurteilen.
D. Was würden Sie machen, wenn eine Polizeistreife Sie wegen Überschreitung der Höchstgeschwindigkeit anhält und Sie wären sich ganz sicher, daß Sie nicht zu schnell gefahren sind?

m) Gedächtnis und Merkfähigkeit

Zur Prüfung des Gedächtnisses kann man den Patienten wiederholt nach Angaben aus seiner Vorgeschichte fragen und die Konstanz der Antworten vergleichen. Zur Prüfung der Merkfähigkeit können Testfragen verwendet werden. Hierbei geht man in zwei Schritten vor. Es wird dem Patienten zunächst gesagt, daß man ihm einen Namen, eine Adresse und einige Gegenstände nennen wird, nach denen er einige Minuten später gefragt werden wird. Dann erfolgt die Angabe der Einzelheiten durch den Arzt und die Aufforderung an den Patienten, diese zu wiederholen.
Beispiel: „Mein Name ist Doktor Schneider, ich wohne in Köln-Deutz, Alte Wipperführterstraße 160, die Gegenstände sind ein Baum, ein Tisch und eine Werkbank. Bitte wiederholen Sie!" Sie müssen sich bei der Beurteilung vergewissern, daß der Patient die Information auch richtig aufgefaßt hatte.
In den nächsten 3 bis 5 Minuten wird der Patient über andere Dinge befragt, es können aber auch Prüfungen seiner geistigen Leistungsfähigkeiten vorgenommen werden. Der zweite Schritt wird mit der Frage eingeleitet: „Welchen Namen habe ich Ihnen genannt?" Auf die entsprechende

Antwort folgt zuletzt: „Was waren die Gegenstände, die ich Ihnen genannt hatte?"
Die Antworten werden nach ihrer Richtigkeit beurteilt. Entscheidend ist weiterhin, ob sich der Patient über ihre Richtigkeit klar war, ober ob er die Antwort erfunden hat, um seine Vergeßlichkeit zu verdecken.

n) Allgemeinwissen

Ein Patient von durchschnittlicher Intelligenz sollte in der Lage sein, eine Anzahl der größten Städte aufzuführen, den Namen des gegenwärtigen Bundeskanzlers sowie zwei oder drei Vorgänger in entsprechender Reihenfolge anzugeben. Außerdem sollte er einige der Probleme benennen können, die zur gegebenen Zeit in der Öffentlichkeit diskutiert werden. Kann er diese Angaben nicht machen, kann es sich um eine Psychose, um einen organischen Hirnschaden oder um eine extreme Vereinsamung handeln.

o) Aufmerksamkeit

Der Grad der Aufmerksamkeit eines Patienten sowie seine Fähigkeit, an einem Gespräch teilzunehmen, sind von seiner geistigen Leistungsfähigkeit abhängig. Die Beurteilung der Aufmerksamkeit ist ein allgemeiner Teil der Anamneseerhebung.

1. Sie haben soeben in der Ambulanz einen 35jährigen Busfahrer untersucht, der nach einem Verkehrsunfall mit einer Schürfwunde an der Stirn zur Untersuchung kam. Sein Verhalten ist ungewöhnlich. Seine Sprache ist ungenau, seine Sätze sind nicht klar und die Antworten auf Ihre Fragen sind nicht zutreffend. Sie müssen mehr über seine geistige Leistungsfähigkeit wissen, um zu entscheiden, ob eine neurochirurgische oder eine psychiatrische Konsultation erforderlich ist. Entwerfen Sie einen Untersuchungsplan für seine geistigen Fähigkeiten.

Meine Antwort

Antwort: Vergleichen Sie Ihre Antwort mit der unsrigen.
A. Grad der Aufmerksamkeit
B. Orientierung
C. Rechenvermögen
D. Abstraktionsvermögen
Diese Beurteilung sollte Ihnen ausreichend Informationen für das weitere entsprechende diagnostische Vorgehen geben.

2. Sie werden in ein Altersheim gerufen, um einen älteren Kollegen zu untersuchen, der wegen Verwirrtheitszuständen aufgenommen wurde. So verwechselte er zum Beispiel das Stationszimmer mit der Toilette. Wie würden Sie seine geistigen Fähigkeiten prüfen?

Meine Antwort

Antwort: Das folgende Vorgehen wäre angebracht:
A. Abstraktes Urteilsvermögen
B. Rechenvermögen
C. Orientierung
D. Allgemeinwissen
E. Gedächtnis und Merkfähigkeit

p) Fragen bei Selbstmordverdacht

1. Sie haben soeben bei einem Patienten eine Anamnese erhoben und kamen zu dem Verdacht, daß der Patient ernstlich depressiv sei und er möglicherweise Selbstmordgedanken habe. Wie würden Sie nach Selbstmordabsichten fragen?
A. Haben Sie schon daran gedacht, sich das Leben zu nehmen?
B. Wie weit geht Ihre Niedergeschlagenheit?
C. Sind Sie so unglücklich und meinen, das Leben würde sich nicht mehr lohnen?
D. Was erhoffen Sie sich von der Zukunft?
E. Haben Sie Angst, Sie könnten sich etwas antun?
F. Leiden Sie unter Selbstmordgedanken?

Meine Antwort

Antwort: Als Arzt befürchtet man oft, daß man den Patienten erst durch ein Gespräch auf Selbstmordgedanken bringt. In Wirklichkeit kommt dies jedoch nicht vor. Die Frage A ist direkt und vielleicht etwas plump. Es kann sein, daß man darauf keine zuverlässige Antwort von dem Patienten erhält. Es ist jedoch besser, ungeschickt, als überhaupt nicht nach Selbstmordgedanken zu fragen.

Die Fragen B und D sind zu offen, um darauf mit einiger Zuverlässigkeit die erwünschte Information zu erhalten.

Die Fragen C, E und F sind so gezielt, wie bei diesem Thema eine erste Frage sein kann.

2. Wie interpretieren Sie ein „Nein" auf die obigen Fragen C, E und F?

Meine Antwort

Antwort: Um die mögliche Bedeutung dieser Antwort zu erfassen, müssen Sie alle nichtverbalen Hinweise, die Sie erfassen können, auswerten: Gesichtsausdruck, Haltungsänderung, Atmung, Pulsfrequenz, falls diese am Hals sichtbar ist, Augenzwinkern, Abwandern des Blickes, Schweißausbruch oder Körperbewegungen.

3. Wie würden Sie fortfahren, wenn der Patient auf die obigen Fragen C, E und F mit „Ja" antwortet? Fassen Sie Ihre Antwort schriftlich ab!

Meine Antwort

Antwort: Vergleichen Sie Ihre Antwortreaktion mit der unseren: „Haben Sie dabei an Selbstmord gedacht?"

Wenn der Patient die vorangegangene Frage mit „Ja" beantwortet hat, hat er nichts dagegen, dieses Thema weiter zu diskutieren. Besteht Übereinkunft über den depressiven Zustand, spricht nichts dagegen, direkte Fragen über Selbstmord zu stellen. Es kann zum Beispiel sein, der Patient äußert Vorstellungen, daß er zu nichts tauge, daß das Leben nicht mehr lebenswert sei, daß es aus seiner Situation keinen Ausweg mehr gäbe oder daß sein Gesundheitszustand hoffnungslos sei.

4. Wie interpretieren Sie ein „Ja" oder ein „Nein" auf Ihre Frage: „Haben Sie an Selbstmord gedacht?"

Meine Antwort

Antwort: Antwortet der Patient mit „Ja", so wird das Verständnis des Patienten dadurch vertieft, daß man seine Gedanken kennenlernt. Aus seinen Plänen, der Ordnung seiner Gedanken und der Begründung seiner Selbstmordabsichten läßt sich das weitere Selbstmordrisiko beurteilen.
Antwortet der Patient mit „Nein", so besteht weiterhin eine große Ungewißheit über einen möglichen Selbstmord. Die meisten Menschen haben zu irgendeiner Zeit ihres Lebens an Selbstmord gedacht. Nachdem der Patient auf die erste Frage mit „Ja" geantwortet hatte, beunruhigt das jetzige „Nein" jeden Arzt. Man könnte so vorgehen, daß man das jetzige „Nein" nochmals in Frage stellt und versucht, die verbale und nichtverbale Reaktion des Patienten zu beurteilen. Es gibt jedoch keine eindeutige Anweisung für das weitere Vorgehen.

7. Abschluß des Gespräches

a) Abschluß des Gespräches

Die bei der Erhebung der Anamnese hergestellte konstruktive Wechselbeziehung kann durch einen unangenehmen Abschluß des Gespräches wieder zerstört werden. Möglicherweise wird das Ende der Anamneseerhebung durch die dafür zur Verfügung stehende Zeit bestimmt. Die Begrenzung der Zeit macht es sowohl für den Arzt als auch für den Patienten schwierig, das Zusammenwirken so zu planen, daß das natürliche Ende dann genau erreicht wird, wenn der Uhrzeiger den Ablauf der zur Verfügung stehenden Zeit anzeigt. Trotzdem ist es sowohl für den Patienten als auch für den Arzt wichtig, daß das Gefühl einer sich natürlich ergebenden Beendigung des Gespräches erzeugt wird.

Der Abschluß des Gespräches wird mit derselben Bedachtsamkeit und Sorgfalt herbeigeführt wie die Eröffnung. Die eröffnenden Worte des Arztes bestimmen die Art der Beziehung und die Richtung des Gespräches. Die Wechselwirkungen des Gesprächsabschlusses festigen das Verhältnis und leiten die Behandlung des Patienten ein. Dem Arzt stehen verschiedene Abschlußmöglichkeiten zur Verfügung. Die eine ist, dem Patienten zu sagen, ob er noch weitere Fragen habe. Das soll aber nicht bedeuten, daß der Patient ein neues Thema eröffnen kann, sondern diese Frage zielt nur auf unerledigte Themen des seitherigen Gespräches ab. Der erfahrene Arzt wird diese Frage mit nichtverbalen Anzeichen für die Beendigung des Gespräches verbinden. Er kann zum Beispiel auf seine Uhr blicken, seine Sitzhaltung so verändern, daß er sofort aufstehen kann, oder, falls er sich Notizen gemacht hat, Papier und Federhalter weglegen. Mit diesen nichtverbalen Äußerungen signalisieren Sie dem Patienten: „Wir schließen das Gespräch jetzt ab."

Der Abschluß des Gespräches besteht aus drei Stufen, diese sind:
1. Die Schlußworte des Arztes
2. Die Anordnung des weiteren Vorgehens
3. Die Verabschiedung

Die *Schlußworte* stellen einen kurzgefaßten Überblick dar, über das, was der Arzt aus der Anamneseerhebung entnommen hat. Sie sind eine Zusammenfassung. Arzt und Patient haben der darin enthaltenen Information zugestimmt. Sie enthält keine Widersprüche. Das Positive überwiegt. Die kritischen Kommentare oder die ungünstigen Prognosen werden vermieden. Die *Anordnung des weiteren Vorgehens* gibt dem Patienten einen konstruktiven Plan. Zwischen der Anordnung des weiteren Vorgehens und der Erteilung von Ratschlägen besteht ein Unterschied. Die Anordnung des weiteren Vorgehens sollte allein auf ärztlichem Wissen und auf ärztlicher Erfahrung aufbauen, der Rat dagegen baut oft auf wenig mehr als einer Vermutung oder einem persönlichen Eindruck auf. Warum sollte ein Patient seinen Arzt für einen solchen Rat in Anspruch nehmen oder bezahlen, den er in gleicher Güte von irgend jemand irgendwo kostenlos haben kann. Eine ärztliche Verordnung dagegen baut auf dem fachmännischen Urteil des Arztes auf und kann von niemand anderem oder von keiner sonstigen Stelle gegeben werden.

Die *Verabschiedung* kann der unangenehmste und schwierigste Teil des Gespräches sowohl für den Arzt als auch für den Patienten sein. Werden die Erwartungen des Patienten jedoch erfüllt, stellt der Abschluß das natürliche Ende einer beiderseits erfolgreichen Begegnung dar. Der Abschied wird durch das Aufstehen des Arztes und das Öffnen der Tür für den Patienten eingeleitet. Die abschließende Bemerkung kann entweder ein Hinweis für den zu erwartenden nächsten Besuch des Patienten sein oder, falls es die letzte Beratung nach einer längeren Krankheit war, ein kurzer Wunsch für das weitere Wohlergehen und für einen allgemeinen Erfolg.

Da dem Patienten in diesem Augenblick viel durch den Kopf geht, ist es für den Arzt wichtig, darauf zu achten, daß der Patient nichts versehentlich zurückläßt.

1. Herr Becker hat Sie wegen schwerer, wiederholt auftretender Leibschmerzen aufgesucht. Auf Grund der anamnestischen Angaben und der physikalischen Untersuchung sind Sie zu dem Verdacht gekommen, daß es sich um ein Konkrement im rechten Ureter handelt. Herr Becker ist 42 Jahre alt, von Beruf Versicherungsagent. Ihr Behandlungsplan sieht eine sofortige stationäre Einweisung, ein intravenöses Pyelogramm und, falls erforderlich, eine operative Entfernung des Steines vor. Verfassen Sie die Worte, mit denen Sie die Beratung abschließen würden.

Meine Antwort

Meine Antwort

Antwort: *Schlußworte:* „Herr Becker, ich komme zu der Diagnose, daß Sie wahrscheinlich einen Stein im rechten Harnleiter haben."
Anordnung des weiteren Vorgehens: „Wie vereinbart, sollen Sie sofort im Krankenhaus aufgenommen werden, um Medikamente gegen die Schmerzen zu erhalten, eine Röntgenuntersuchung durchführen zu lassen und um zur Ruhe zu kommen." – Kurze Pause, um die Reaktion des Patienten abzuwarten. – „Haben Sie weitere Fragen?" Die noch vorgebrachten Fragen werden kurz beantwortet.
Verabschiedung: „Sollten Sie noch etwas zu erledigen haben, ehe Sie auf Station aufgenommen werden, kann Ihnen meine Sekretärin gerne die Anrufe erledigen. Ich werde Sie dann bei der Visite auf Station sehen." Daraufhin verläßt der Arzt das Sprechzimmer und ruft seine Sprechstundenhilfe herbei.

b) Überweisung eines Patienten

Die Überweisung an einen anderen Arzt oder an einen Facharzt kann zu einer ungeschickten Auseinandersetzung zwischen Arzt und Patient führen. Der Arzt, der die Überweisung veranlaßt, kann eine negative Einstellung dazu haben. Er kann Schuldgefühle haben, da er glaubt, daß er mehr wissen müsse, vollkommener sein müsse oder aber es nicht nötig habe, Rat von einem anderen Kollegen anzunehmen. Er kann von dem Gedanken niedergeschlagen sein, daß er einen Patienten verliert. Er kann Frustrationsgefühle bekommen, da er nicht in der Lage ist, den Anforderungen des Patienten zu genügen. Er kann auch verärgert sein, da der Patient auf seine Behandlung nicht angesprochen hat. Es kann aber auch sein, daß der Arzt dem Patienten gegenüber unwillig ist, da dieser sich in bestimmter Weise von ihm abwendet. Wenn der Arzt sich dieser Gefühle bewußt ist, kann er sie mit seinem Verstand kontrollieren, so daß sie bei der Überweisung nicht stören.

1. Wie würden Sie vorgehen, um einen Patienten an einen anderen Kollegen zu überweisen? Welche Gesichtspunkte sollten in das Gespräch mit dem Patienten hinsichtlich der Überweisung an einen Arzt oder Facharzt eingeschlossen werden?

Meine Antwort

Antwort: Die folgenden Gesichtspunkte sollten mit dem Patienten besprochen werden:
1. Geben Sie einen Überblick insbesondere über die Untersuchungsergebnisse, die die Überweisung dringlich machen.
2. Nehmen Sie die Verantwortung für die Überweisung auf sich.
3. Beschreiben Sie dem Patienten, was er von dem anderen Kollegen erwarten kann, einschließlich der voraussehbaren Kosten.
4. Sagen Sie ihm, was Sie sich von dem Kollegen erhoffen.
5. Versuchen Sie, von dem Patienten die Zustimmung zu Ihrem Plan zu bekommen.

Wegen der inneren Einstellung des Patienten und des Arztes ist eine Überweisung zu einem Psychiater eine schwierige Angelegenheit. Beachten Sie, wie sorgfältig in dem folgenden Beispiel diese fünf Schritte bei der Überweisung an einen Psychiater ausgewählt und eingehalten werden.
Schritt 1: „Frau Arnold, wegen Ihrer Kopfschmerzen, Ihrer Schlaflosigkeit und Ihrer Spannungszustände sowie wegen der Schwierigkeiten mit Ihrer Tochter – Schritt 2 – hätte ich gerne die Hilfe von Doktor K., der Psychiater ist. Ich bin überzeugt, daß er uns helfen kann, besser zu verstehen, was los ist und daß er uns auch bei Ihrem Behandlungsplan helfen kann." Schritt 3: „Wenn Sie zu Doktor K. kommen, wird er sich wahrscheinlich 40 oder 50 Minuten mit Ihnen unterhalten. Eine seiner Assistentinnen wird vielleicht auch einige psychologische Untersuchun-

gen durchführen. Im allgemeinen schwanken die Untersuchungen zwischen ... und ... Mark. Dies hängt von den Untersuchungen ab. Es kann aber auch sein, daß Herr Doktor K. gerne mit Ihrer Tochter und Ihrem Mann sprechen möchte." Schritt 4: „Wenn er Sie untersucht hat, wird er mit mir darüber reden, was er von Ihnen und Ihren Problemen hält. Wir werden dann zusammen beschließen, wie wir Ihnen am besten helfen können." Schritt 5: „Sind Sie mit dieser Überweisung einverstanden?"

2. Was ist an dem folgenden Statement zur Überweisung falsch? „Frau Arnold, ich konnte beim besten Willen bei meiner Untersuchung nichts Krankhaftes bei Ihnen finden. Ich glaube, Sie sollten zu einem Psychiater gehen."

Meine Antwort

Antwort: Es kann sein, daß Frau Arnold antwortet: „Wenn mir nichts fehlt, warum sollte ich dann zu einem Psychiater gehen?" Die Überweisung geschieht auf der Grundlage folgender Annahmen:
1. Wenn Frau Arnold etwas Organisches hätte, müßte der Arzt es gefunden haben.
2. Wenn keine organischen Ursachen für die Beschwerden bestehen, muß das ganze Problem emotionell ausgelöst werden.

Da die ärztliche Wissenschaft noch nicht vollkommen ist, ist die erste Annahme falsch. Da emotionelle und organische Krankheiten oft zusammen vorkommen, ist die zweite Annahme auch falsch. Der Ausschluß einer Ursache einer Krankheit stellt keine positive Diagnose einer anderen Ursache dar.

3. Bereiten Sie die Überweisung eines Patienten vor, den Sie im Notaufnahmeraum untersucht haben und der Leibschmerzen hat. Die Untersuchung ergab einen Loslaßschmerz, fehlende Darmgeräusche und Fieber. Sie sind der Ansicht, daß auf der Grundlage Ihrer Befunde eine Konsultation durch einen Chirurgen erfolgen sollte.

Meine Antwort

Antwort: „Frau Arnold, wegen Ihrer Leibschmerzen, wegen des Fiebers und wegen der Ergebnisse meiner Untersuchung möchte ich gerne, daß Sie noch von einem Chirurgen untersucht werden. Wir werden dann gemeinsam sehen, wie wir Ihnen am besten helfen können. Der Chirurg wird zunächst nochmals mit Ihnen sprechen und Sie dann nochmals untersuchen. Ich weiß auch nicht sicher, ob Sie hier im Krankenhaus bleiben müssen. Sind Sie mit diesem Vorgehen einverstanden?"

4. Auch die geschäftliche Beziehung zwischen dem überweisenden Arzt und dem Facharzt erfordert eine Betrachtung. Was erwartet der überweisende Arzt und was verspricht er sich von der Überweisung? Was erwartet der Facharzt von der Konsultation? Manchmal sind die Erwartungen nicht in Übereinstimmung mit der Wirklichkeit. Worin liegt das Problem, wenn ein Facharzt beschuldigt wird, „Einen Patienten gestohlen zu haben"?

Meine Antwort

Antwort: Der überweisende Arzt legt zum Beispiel als Zweck der Überweisung das Erstellen einer Diagnose fest, während der Facharzt angenommen hatte, daß der überweisende Arzt den Patienten zur Behandlung geschickt hätte. Wären die Grundlagen der Überweisung zwischen den zwei Ärzten geklärt gewesen, wäre niemals die Verärgerung aufgetaucht, die mit dem Etikett „Abwerben von Patienten" verbunden werden könnte.

8. Zusätzliche Beobachtungen

Zusätzliche Beobachtungen nennen wir die allgemeinen Informationen, die dem Arzt über einen Patienten zur Verfügung stehen. Beispiele sind Beobachtungen des Arztes über die Haltung, das Verhalten, das äußere Auftreten, die Stimmlage und den Tonfall des Patienten. Dazu gehören auch die eigenen Reaktionen des Arztes, die durch den Patienten bei ihm ausgelöst werden. Diese Beobachtungen werden bewußt oder unbewußt wahrgenommen, werden aber selten im Krankenblatt festgehalten.

In der Medizin bezeichnet man als Adjuvans eine Substanz, die einem Arzneimittel zugesetzt wird, um die Wirkung des Hauptwirkstoffes zu unterstützen. So gibt es auch im ärztlichen Gespräch „Adjuvantien" zur Hilfe bei der Anamnese. Im allgemeinen sind sie selbst wertlos und ohne Bedeutung; wenn sie jedoch mit der Anamnese in Verbindung gebracht werden, unterstützen sie das Verständnis des Patienten durch den Arzt und bestätigen oder modifizieren seine Diagnose. Die Fähigkeit, zusätzliche Beobachtungen gut zu nützen, unterscheidet den erfahrenen Arzt vom mittelmäßigen.

a) Haltung

Wenn ein Patient vorgestellt wird, fragt der Professor oft die Studenten: „Hat der Patient einen kranken Eindruck gemacht?" Die Antwort auf diese Frage beruht auf der Beobachtung der Haltung des Patienten, die anderen gegenüber ausdrückt: „Ich bin krank". Beispiele dafür sind der Gesichtsausdruck, der frische oder der niedergeschlagene Blick, die Haltung des Kopfes, die Häufigkeit und die Geschwindigkeit der Bewegungen der Glieder sowie die gesamte Körperhaltung, wie etwa das Anziehen der Beine, die Abwehrspannung oder die Schutzhaltung eines Körperteils. Die Körperhaltung kann auch als Bestätigung für den Stimmungszustand dienen wie etwa bei Depressionen, Angst, Abhängigkeit, Argwohn oder auch bei gehobener Stimmung.

b) Stimme

Die Qualität der Stimme des Patienten läßt seine übliche Art und den Stil erkennen, mit dem er mit anderen in Verbindung tritt. Dies reicht von der weichen kindischen Art, bis zur lauten, angriffslustigen Stimmlage und läßt zahlreiche Zwischenstufen der Duldsamkeit oder der Aggressivität erkennen. Der Arzt sollte zwischen der monotonen Stimmlage des depressiven Patienten und der raschen, ausdrucksvollen Art des manischen Patienten unterscheiden können. Wenn Sie darauf achten, was die Stimmlage, der Tonfall, das Sprechtempo und die Art des Atmens ausdrücken, kann es sein, daß Sie weitere wichtige Aspekte Ihres Patienten wahrnehmen.

c) Kleidung

Durch die Art seiner Kleider gibt der Patient zu erkennen, welches Bild er von sich selbst hat und wie er gerne von anderen gesehen werden möchte. Ein brauchbarer Bezugsrahmen zur Beurteilung der Kleidung eines Patienten sind die Nützlichkeiten, der Symbolgehalt und die Wirkung. Die Nützlichkeit läßt sich daran beurteilen, ob die Kleidung der Aufgabe und der Funktion, für die sie vorgesehen ist, angepaßt ist. Beispiele sind der Morgenrock für die Untersuchung, die Tennishosen für den Tennisplatz und der Raumanzug für den Astronauten. Der Symbolgehalt der Kleidung ist oft typisch für eine kulturell oder sozial definierte Gruppe. Beispiele für den Symbolgehalt der Kleidung sind der weiße Mantel des Arztes, der dunkle Anzug des Geschäftsmannes und die Uniform des Hotelportiers. Beispiele der Wirkung sind das Gefühl der Sterilität, das von dem Weiß der Krankenhäuser ausgeht, die Suggestivkraft von Miniröcken sowie das Abstoßende der schmutzigen und abgerissenen Aufmachung von Gammlern (Laver).

1. Was hat es zu bedeuten, wenn ein Rechtsanwalt, der vor 3 Tagen mit einem Herzinfarkt aufgenommen wurde, im Krankenhaus folgenden Anzug trägt:
   A. Ein Krankenhausnachthemd und Drillichhosen.
   B. Einen Schlafanzug in einfachen Farben und einen wollenen Morgenrock.
   C. Einen Schlafanzug in grellen, bunten Farben und einen modisch gemusterten Morgenrock.

Meine Antwort

Meine Antwort (Fortsetzung)

Antwort: A. Er trägt diese Kleidung der Nützlichkeit wegen. Daraus läßt sich ableiten, daß er sich nichts aus der Kleidung macht, oder es ihm nur im Augenblick nicht danach ist, sich um seine Kleidung zu kümmern. Aus dem Krankenhausnachthemd läßt sich nicht ablesen, welche gesellschaftliche Stellung der Träger hat. Diese hat er in dem Augenblick aufgegeben, in dem er Patient wurde. Überlegen Sie sich, welche Art der Kleidung Sie von einem General in einem Lazarett erwarten würden? Glauben Sie, daß er seinen Dienstgrad und seine gesellschaftliche Stellung aufgeben könnte und dieselbe Kleidung tragen würde wie ein Rekrut?
B. Er trägt seine Kleidung als Kennzeichen seiner gesellschaftlichen Gruppe. Dies ist nach unserer Erfahrung die übliche Aufmachung für einen gutsituierten Rechtsanwalt aus dem oberen Mittelstand.
C. Er trägt seine Kleidung des Eindrucks wegen und will damit sich und anderen gefallen, außerdem soll sie wohl Symbol einer wohlhabenden Schicht sein. Es könnte auch der Versuch sein, dem Personal und den Besuchern gegenüber attraktiv und gefällig zu erscheinen. In Einzelfällen könnte es jedoch auch sein, daß der Patient damit versucht, der Krankheit zu entfliehen.

d) Gefühle des Arztes

Ein Arzt kann lernen, seine eigenen Reaktionen zur Beurteilung des Wesens seiner Patienten zu verwenden. Patienten rufen bei Ärzten Gefühle hervor, etwa des Unbehagens, des Ärgers, des Wohlbehagens, der Hilflosigkeit, der Unruhe, der inneren Spannung, der Langeweile oder der Verlegenheit.

Als physische Reaktionen können auftreten: Erröten, Herzklopfen, eine Änderung der Atmung, Kopfschmerzen, sexuelle Erregung, Zähneknirschen oder auch eine Änderung der Darmtätigkeit. Wenn Sie feststellen, welche Art von Patienten bei Ihnen spezifische Reaktionen auslöst, beginnen Sie mit dem Erlernen der Unterscheidung zwischen den diagnostisch verwertbaren und den unwesentlichen Reaktionen. Die Tatsache, daß ein Patient beim Arzt ein bestimmtes Gefühl auslöst, kann wie ein anderes diagnostisches Merkmal bei der Führung und Behandlung des Patienten eingesetzt werden. Patienten, deren Anblick ein Erröten auslöst, könnten auch sexuell erregend werden, solche Patienten sollte man nachts lieber ins Krankenhaus einweisen, als sie in ihrer Wohnung allein aufsuchen. Ein Patient, der den Arzt verärgert, könnte eine Type sein, die bei einem schwierigen Behandlungsplan nicht durchhält. Es ist dann besser, wenn der Arzt seine Verstimmung in einer Diskussion mit einem Kollegen abbaut, als wenn er zu seinem Patienten schroff ist. Ein Patient, der liebenswürdig erscheint, könnte einer von denen sein, die alles übertreiben und die mehr Arzneimittel einnehmen, als verordnet wurden.

Das Wahrnehmen der Reaktionen auf einen Patienten hilft dem Arzt, seine Gefühle bewußt einzusetzen und nicht ohne Überlegung zu handeln.

9. Das Gespräch in der Familie

Ein Familien- oder Gruppengespräch hat folgende Ziele:

1. In Erfahrung zu bringen, was jedes Familienmitglied von der anstehenden Frage hält und wie die innere Einstellung eines jeden dazu ist.
2. Die Beziehungen zwischen den einzelnen Mitgliedern der Familie kennenzulernen.
3. Ein gemeinsames Verständnis innerhalb der Gruppe oder Familie zu erzielen.

Einige Umstände, unter denen der Arzt nicht nur den Patienten, sondern seine Familie als eine Gruppe berücksichtigen muß, sind: Entscheidungen über Operationen, besondere Behandlungen für Krebs, die Prognose für die Genesung nach einem Unfall, die Pläne der Familie nach einem Schlaganfall eines Familienmitgliedes, Überlegung über Einweisung in ein Altersheim und Beratung über intime Eheprobleme, Geburtenplanung und Scheidung.

Wenn man es mit einem Patienten zu tun hat, dessen Zustand von seiner sozialen oder emotionellen Umgebung beeinflußt wird, kann ein Gespräch in der Familie für das Verständnis der Spannung, auf die der Patient reagiert, besonders hilfreich sein. Oftmals ist die Krankheit der offene Streitpunkt, aber das Problem, mit dem man es zu tun hat, sind die Verständigungsmuster, die sich innerhalb der Familie entwickelt haben. Der „Sündenbock" einer Familie ist eine Typisierung, die unsere Gesellschaft anerkennt und sogar besonders benennt. Auch der „Prügelknabe" ist viel häufiger krank als seine Geschwister im gleichen Alter.

1. Welche der folgenden Eröffnungsworte wären falsch, um ein erstes Gespräch mit einer Familie oder Gruppe einzuleiten:
    A. Schweigendes Warten auf das erste Wort eines Gruppenmitgliedes.
    B. „Was bringt Sie heute hier zusammen?"
    C. „Es ist gut, daß wir uns sprechen. Was haben Sie auf dem Herzen?"

Meine Antwort

Antwort: A. Ein Schweigen bei Eröffnung einer Gruppensitzung führt zu Spannung und Feindschaft unter den Gruppenmitgliedern. Es hat aber keinen Sinn, hier Angstzustände oder Feindseligkeiten gleich zu Beginn der Sitzung hervorzurufen. Gewöhnlich ist die Feindseligkeit gegen den Sprecher gerichtet und kann in der Tat ein Hindernis für eine weitere nützliche Kommunikation darstellen.
B. und C.
Wenn ein Arzt von einer Familie oder von einer Gruppe überraschend angegangen wird, könnten die eröffnenden Worte „B" oder „C" angepaßt sein. Unter den meisten Umständen hat aber ein Mitglied der Gruppe oder der Familie in einem Gespräch mit dem Arzt das Zusammentreffen arrangiert oder der Arzt dieses selbst veranlaßt. Der Arzt ist der Führer der Gruppe und trägt die Verantwortung für die Richtung der weiteren Entwicklung. Er ist dafür verantwortlich, daß festgelegt wird, aus welchem Grund die Gruppe zusammengerufen wurde und welchen Zweck die Aussprache verfolgt. Als Alternative kann man jede Person der Reihe nach angeben lassen, was nach ihrer Ansicht der Grund für das Zusammentreffen ist. Dieses Vorgehen trägt dazu bei, verdeckte Probleme offenzulegen.

2. Verfassen Sie die einleitenden Worte für eine Gruppensitzung einer Familie, die zusammengerufen wurde, um einen Plan für die Versorgung des 68jährigen Vaters zu machen, der einen Schlaganfall erlitten hatte. Seit dem Schlaganfall hatten Sie kurze Verbindung mit allen Familienmitgliedern.

Meine Antwort

Antwort: Vergleichen Sie Ihre Eröffnungsworte mit den folgenden: „Ich habe um diese Zusammenkunft gebeten, damit wir den Schlaganfall besprechen, den Ihr Vater hatte und uns überlegen, wie er am besten versorgt werden kann, wenn er aus dem Krankenhaus kommt. Ich habe das Problem jedem von Ihnen schon angedeutet. Es würde mich jetzt interessieren, welche Pläne Sie in Betracht gezogen haben." (Sprechen Sie bei einer solchen Gelegenheit nie von „unserem" Patienten, sondern nennen Sie immer den Namen.)

Diese Eröffnung hat mehrere Aspekte:
1. Die Verantwortlichkeit der Gruppe wird vom Arzt eindeutig festgelegt. Dadurch werden mögliche Reibungen unter den Familienmitgliedern vermieden. Diese können entstehen, wenn einer der Familie die Zusammenkunft einberufen hat, um eine besondere Machtposition einzunehmen. Damit könnte er von sich aus bestimmen, wer sich um den Vater zu kümmern habe.
2. Der Zweck des Zusammentreffens ist eindeutig festgelegt.
3. Die Aussage, daß Sie mit jedem Mitglied der Familie gesprochen haben, vermeidet den Eindruck, daß eine Person für eine besondere Machtposition ausersehen war.
4. Die Gemeinsamkeit der Aufgabe, das Problem zu lösen, ergibt sich aus der Frage: „Welche Pläne haben Sie in Betracht gezogen?"

Zusammengenommen zeigt diese Einführung die Übernahme der Verantwortung und bringt das Gespräch unter Kontrolle. Alle Familienmitglieder werden gleich als vollwertige Mitglieder behandelt. Es wird von ihnen als Gruppe erwartet, daß sie Ihnen bei der Lösung des Problems helfen.

3. Sollte der Vater bei diesem Gespräch anwesend sein?

> **Meine Antwort**

Antwort: Voraussetzung ist, daß der Gesundheitszustand seine Anwesenheit erlauben würde. Ist dies der Fall kann man über diese Frage geteilter Meinung sein. Die Anwesenheit des Vaters bei dieser Besprechung würde die Achtung vor seiner Person zum Ausdruck bringen. Es würde den Eindruck verstärken, daß alle an seinem Wohlergehen Anteil nehmen. Außerdem würde man ihn zu einem Mitglied der Entscheidungsgruppe machen. Es könnte aber auch sein, daß der Vater bedrückt ist, weil er in Abhängigkeit von der Familie gerät. In diesem Fall trägt die gemeinsame Sitzung dazu bei, ihm klarzumachen, daß die Familie seinetwegen Zeit und Mühe aufwendet, um seine Zukunft so zu planen, daß er nach seiner Genesung vom Schlaganfall wieder unabhängig wird. Es fällt einem Menschen nicht leicht, im Alter von 68 Jahren erstmals gezwungen zu sein, in der Not fremde Hilfe annehmen zu müssen. Die Anpassung an diesen Zustand wird dem Vater sicher einige Mühe machen.
Das gemeinsame Gespräch mit der gesamten Familie vermeidet Fehlinterpretationen und Mißverständnisse über das, was der Arzt sagte. Ein Gespräch allein mit dem Vater oder irgend einem Mitglied kann zu einem falschen Bericht darüber führen, was der Arzt tatsächlich gesagt hat. Niemand wird danach in der Lage sein, den Fehler zu verbessern. In einer Gruppensitzung werden Mißverständnisse durch die Anwesenheit aller Familienmitglieder vermieden.
Die Anwesenheit des Vaters und seine Beteiligung an der Diskussion wird eine offene Besprechung des anstehenden Problems einleiten. Dies steht in Übereinstimmung mit dem Ziel der Familie, zwischen allen Familienmitgliedern eine größere Offenheit, eine größere Ehrlichkeit und eine freiere Aussprache zu erzielen.

Wenn während einer solchen Sitzung die Familienmitglieder ermutigt werden, ihre Gefühle zum Ausdruck zu bringen, lernen sie, daß eine solche Aussprache mehr positive als negative Ergebnisse hat. Sollte Bruder Willis Frau durch die Anwesenheit ihres Schwiegervaters aus der Fassung geraten und nicht in der Lage sein, sich unmittelbar an seiner Pflege zu beteiligen, so sollte dies von der ganzen Gruppe anerkannt und akzeptiert werden. Wenn diese Gefühle jedoch einmal aufgedeckt worden sind, könnte es gerade sein, daß es Willis Frau doch möglich wäre, an seiner Pflege teilzunehmen, ohne in direkten persönlichen Kontakt mit den anderen zu kommen.

Einige Familienmitglieder könnten sich hintergangen oder ausgenützt fühlen, eifersüchtig oder böse auf Willis Frau werden, wenn diese Einstellung nicht besprochen würde. Auch nach einer Besprechung kann es sein, daß die Gefühle der Eifersucht, des Ausgenütztwerdens und des Zorns immer noch vorhanden sind. Es wurde aber zumindest der Versuch gemacht, eine Betätigung für Willis Frau zu finden, die zur Pflege des Vaters beiträgt.

Ein Grund, den Vater nicht bei der Besprechung dabei zu haben, wäre seine Unfähigkeit, dem Gespräch zu folgen und es zu verstehen. Eine Hörstörung, eine ausgeprägte Hirnschädigung oder ein Zustand der Verwirrung nach dem Schlaganfall würden dafür sprechen, daß seine Anwesenheit ihm mehr schaden als nützen würde.

Wenn Sie wissen, daß eines der Familienmitglieder eine ausgesprochene Feindseligkeit dem Vater gegenüber hat, müssen Sie mit dieser negativen Einstellung fertig werden, ehe der Vater dabei ist. Andererseits könnte es gut sein, die gesamte Familie mit der feindseligen Haltung dieses einen Familienmitgliedes zu konfrontieren. Das würde zeigen, daß man vor Feindseligkeiten keine Angst haben muß, sondern damit fertig werden kann. Eine Feindseligkeit kann auch eine besondere Form der Verbindung zweier Personen darstellen.

4. Auf was achten Sie in einem gemeinsamen Gespräch außer auf das Einholen von Tatsachen?

Meine Antwort

Antwort: Sie achten darauf, welche Verhaltensmuster während des Meinungsaustausches bei den verschiedenen Familienmitgliedern zu erkennen sind.

5. Folgende Arten der Meinungsäußerung können während des Gruppengespräches auftreten:
Äußerungen des Entgegenkommens sind: „Wenn Du willst, bin ich auch damit einverstanden." „Was Du sagst, stimmt!" „Was wir auch immer beschließen werden, ich bin damit einverstanden." Beschreiben Sie das Verhalten und die Stellung dieser Person in der Gruppe. Liefert sie einen positiven Beitrag oder übernimmt sie Verantwortlichkeit für die Entscheidung der Gruppe?

Meine Antwort

Antwort: Diese Person vermeidet, irgendeine Verantwortlichkeit und Entscheidung in der Gruppe auf sich zu nehmen. Sie ist passiv und entgegenkommend, sie ist mehr als eine destruktive und weniger als eine konstruktive Kraft innerhalb der Gruppe anzusehen.

6. Beschuldigende Aussagen sind: „Warum schlägst Du denn immer so eine Lösung vor?" „Du meinst, alles müsse nach Deinem Kopf gehen!" „Du stimmst allem zu, was auch immer gesagt wird." „Warum siehst Du immer nur das Schlechte?" Welche Wirkung werden Aussagen dieser Art in einer Gruppe haben?

Meine Antwort

Antwort: Beschuldigungen bringen eine Gruppe niemals weiter. Sie unterbrechen den Fortschritt der Gruppe und gefährden den Erfolg der Aufgabe. Eine solche Person findet an allem, was gemacht wird, Fehler und trägt durch ihre Aussage keinerlei konstruktive Gedanken zu der anstehenden Aufgabe bei.

7. Tadelnde Redensarten sind: „Du hältst immer zu ihm." „Du solltest Dir darüber im klaren sein, was Du willst." „Wenn Du letzte Woche nicht auf Deiner Meinung bestanden hättest, wäre heute alles anders!" Was erreicht jemand mit solchen Aussagen?

Meine Antwort

Antwort: Solche Redensarten drücken eine Feindseligkeit aus und bergen die Gefahr in sich, die Gruppe zu sprengen. Sie fordern die angesprochene Person heraus und treiben diese in die Verteidigung. Solche Redensarten führen nicht zu einer konstruktiven Lösung der anstehenden Aufgabe.

8. Die „Intelligenzbestie" macht gewöhnlich Bemerkungen wie: „Ich habe von einer Untersuchung gelesen, bei der es 40% der Patienten mit Schlaganfall besser ging, wenn . . . ." „Nach der Ansicht von Dr. König hätte Vater . . . ." „Im Spiegel stand letzte Woche, daß die neuesten Ergebnisse . . . ." Was tragen derartige Aussagen zur gegenseitigen Verständigung innerhalb einer Gruppe bei?

Meine Antwort

Antwort: Derartige Aussagen führen das Gespräch von der aktuellen Situation weg und konzentrieren es auf abstrakte Dinge, allgemeine Zustände bzw. Behandlungsmaßnahmen. Es kann sein, daß sie den behandelnden Arzt herausfordern. Es ist verhältnismäßig leicht für eine Person, derartige Aussagen zu machen, ohne irgend eine Verantwortung selbst zu übernehmen. Man kann dann immer den Autor dieser Aussagen anführen, und ihm die Verantwortung übertragen.

9. Irrelevante Bemerkungen sind: „Es droht ein Unwetter." „Wann mußt Du auf dem Fußballplatz sein?" „Mir gefällt diese Krawatte." „Maria, seit wann hast Du dieses Kleid?" Welche Wirkung haben solche Bemerkungen?

Meine Antwort

Antwort: Sie stören die Konzentration des Gespräches auf ein bestimmtes Problem. Sie bringen besonders die Person, an die sie gerichtet sind, aus dem Text. Sie zeigen einen Mangel an Interesse an der Diskussion der Gruppe. Außerdem wird deutlich, daß derjenige, der solche Bemerkungen macht, entweder unfähig ist, der Aufgabe gerecht zu werden oder versucht, sich zu drücken.

10. Die richtige Art des Gespräches in einer Gruppe hat eine besondere Form. Ein guter Sprecher drückt seine Ansicht klar aus und sagt, was er von der Sache hält. Dann fordert er die anderen auf, ihre Meinung zu äußern. Zum Beispiel: „Ich bin der Ansicht, daß Vater bei Maria bleiben soll, wenn er aus dem Krankenhaus entlassen wird. Was haltet Ihr davon?" „Ich meine, Mutter sollte sagen, was ihrer Ansicht nach gemacht werden sollte. Was haltet Ihr davon?" „Ich glaube nicht, daß Vater gerne bei Willi bleiben würde. Was meint Ihr?" Welche Wirkung haben diese Meinungsäußerungen?

Meine Antwort

Antwort: Wenn jeder seinen Standpunkt vertreten hat, kann nach solchen Aussagen die Gruppe auf ein vernünftiges Ziel hinarbeiten. Nur wenn die Mitglieder einer Gruppe eine natürliche, ungezwungene Gesprächsart beibehalten, kann die Gruppe die anstehende Aufgabe lösen. Ein Nörgler oder einer, der immer anderen die Schuld gibt, kann die Gruppe daran hindern, zu einer Entscheidung zu kommen.

Wenn wir diese Verhaltensweisen jetzt unter dem Gesichtspunkt einer Familienbesprechung oder eines Gruppengespräches diskutiert haben, so sind sie genau so bedeutsam für Kommissionssitzungen und für Wechselwirkungen in anderen Gruppen mit einer gemeinsamen Aufgabe.

11. Welche weiteren Faktoren sollten während einer Gruppensitzung beachtet werden?

Meine Antwort

Antwort: Wer übernimmt die Führung? Wer fällt die Entscheidungen, evtl. ohne selbst am Gespräch teilzunehmen? Fühlt sich ein Mitglied der Gruppe ausgeschlossen? Hatte jedes Mitglied der Gruppe Gelegenheit, zu sprechen oder gefragt zu werden? Wurden die Gedanken und Gefühle einer jeden Person berücksichtigt? Falls dies nicht geschehen ist, sollten Sie die bisher schweigenden Mitglieder der Versammlung vor dem Ende der Sitzung auffordern, Ihre Meinung zu äußern.

12. Mit welchen Worten würden Sie die bisher schweigenden Mitglieder der Familie um Ihre Meinung fragen?

Meine Antwort

Antwort: Haben Sie in Ihren Worten Ihre Engagiertheit zu erkennen gegeben? Ließen Sie Ihr Interesse an dieser Person erkennen? Haben Sie diese Person mit ihrem Namen angesprochen? Vergleichen Sie Ihre Antwort mit der unseren:
„Herr Schneider, Sie haben bisher nichts gesagt. Es würde mich aber interessieren, was Sie von der Entscheidung halten, die die Familie getroffen hat." „Ich möchte gerne wissen, was Fräulein Schneider von unserer Diskussion hält" oder „Fräulein Schneider, da Sie bisher noch nichts gesagt haben, weiß ich nicht, welchen Standpunkt Sie hier einnehmen?" Diese vorgeschlagenen Antworten konfrontieren die Mitglieder der Gruppe mit ihrem seitherigen Schweigen. Sie zeigen ihnen Ihr Interesse und Ihre Achtung. Dabei übernehmen Sie eindeutig die Verantwor-

tung für die Beteiligung aller am Gespräch. Außerdem erfahren Sie, welchen Standpunkt diese Personen einnehmen und ob sie die Entscheidung der Familie unterstützen werden.

Teil II
Übungen

Einleitung

Dieser Teil des Buches dient dazu, die Fertigkeiten im Erheben der Anamnese zu verbessern. Die Übungsstücke sind an kritischen Stellen des Dialogs unterbrochen. Diese Unterbrechungen sind im Druck wieder besonders markiert. Bei jeder dieser Unterbrechung müssen Sie als Leser entscheiden, welche weitere Information Sie haben wollen, welche Technik Sie dazu anwenden und wie Sie die entsprechende Aussage formulieren. Dieses Antwortverhalten – Response – schließt jeweils die gesamten verbalen und nichtverbalen Reaktionen des Arztes gegenüber dem Patienten ein. Durch dieses Antwortverhalten, verbal meist in Form einer Frage oder einer Erwiderung ausgedrückt, erhält der Arzt neue Informationen, führt den Patienten und gibt ihm Unterstützung. Ehe wir das Durcharbeiten der folgenden programmierten Gespräche beginnen, wollen wir nochmals die vier Abschnitte der Anamneseserhebung aufführen:

1. Das Gespräch wird eröffnet.
2. Der Patient wird beim Berichten seiner Vorgeschichte unterstützt.
3. Der Arzt konzentriert das Gespräch auf Themen besonderer Wichtigkeit.
4. Der Arzt beschafft sich besondere Informationen.

Obwohl jedes Gespräch einmalig ist, wiederholen sich die angeführten vier Stufen im allgemeinen für jedes neue Thema, das während der Anamnesenerhebung abgeklärt werden muß.

Beim Durcharbeiten der Übungsgespräche werden Sie an besonderen Stellen aufgefordert, die Erwiderung auszuwählen, die am besten paßt. Wie im ersten Teil des Leitfadens aufgeführt, sind die verschiedenen Arten einer Antwortreaktion bei mehr als nur einer Stufe der Abklärung eines Problems anwendbar. Die folgende Zusammenfassung wird Ihnen bei der Auswahl der verschiedenen Techniken von Nutzen sein.

Einleitung eines Themas
  Ermunterung
  Offene Fragen
  Überbrückungsfragen

Unterstützung des Berichtes des Patienten
  Beistand und Beruhigung
  Empathie, Anteilnahme
  Konfrontation
  Reflexion
  Interpretation
  Schweigen
  Katalogfragen

Konzentration auf ein Thema
  Konfrontation
  Reflexion
  Sondierungsfragen
  Interpretation
  Zusammenfassung

Gewinnen besonderer Information
  Direkte Fragen
  Dichotomische Fragen
  Sondierungsfragen
  Problemfragen
  Katalogfragen

Abschluß eines Themas oder des Gespräches
  Zusammenfassung
  Anordnung des weiteren Vorgehens

Fall 1:
Herr Arnold – Ein Patient aus der inneren Medizin

Die nachfolgende Anamneseerhebung wurde von einem Internisten, Doktor Nathan C. Galloway vor einer Gruppe von Medizinstudenten, die am Beginn ihrer klinischen Ausbildung standen, durchgeführt und auf Band aufgenommen. Zweck des Gespräches war die Demonstration bestimmter Techniken der Anamneseerhebung sowie das Herausarbeiten der Beschwerden und der Befunde.

Der Patient war 55 Jahre alt, ein Feuerwehrmann, der aus gesundheitlichen Gründen seinen Beruf aufgegeben hatte und mit seiner Frau auf einem Bauernhof lebte. Die jetzige stationäre Aufnahme erfolgte, um festzustellen, ob der Patient für eine Herzoperation in Frage käme. Er wurde im Rollstuhl in den Hörsaal gefahren und trug einen Schlafanzug sowie einen Bademantel.

Arzt: Was für Beschwerden haben Sie?

Pat.: Ganz starke Kurzatmigkeit. Es ist soweit gekommen, daß ich überhaupt nichts mehr tun kann. Ich möchte gerne arbeiten, kann aber nicht. Ich habe schon seit 1963 nicht mehr gearbeitet. Früher hieß es, die Bettlägerigkeit würde nur bis 1965 dauern, jetzt bin ich aber ganz aus dem Gleis gekommen. Ich habe nichts von dem gemacht, was die Ärzte mir verordnet haben – und jetzt bin ich dran.

Frage: Welche Aussage des Patienten sollte für die weitere Befragung aufgegriffen werden?
   A. „... Kurzatmigkeit."
   B. „... kann ich überhaupt nichts mehr tun ..."
   C. „... seit 1963 habe ich nicht mehr gearbeitet."
   D. „... habe nichts von dem gemacht, was die Ärzte mir verordnet haben ..."

Meine Wahl

Antwort: Die Autoren bevorzugen A oder B. Es ist unser Ziel, die wesentlichen Klagen, die gegenwärtigen Beschwerden und den augenblicklichen Zustand aufzufassen, ehe erneut auf den Beginn der Krankheit eingegangen wird.

Der Arzt, der die Anamnese erhoben hat, wählte jedoch die Alternative C mit dem offensichtlichen Plan, Informationen über den Beginn und die chronologische Entwicklung der gegenwärtigen Krankheit zu gewinnen. Beachten Sie, daß der die Anamnese erhebende Arzt sich nicht primär um die Behandlung des Patienten kümmert, sondern vielmehr darauf bedacht ist, die Beschwerden und den Befund der Krankheit zu demonstrieren. Es führt gewöhnlich nicht weiter, bei Beginn des Gespräches sich auf die Schuld des Patienten zu konzentrieren, wie dies mit D geschehen würde. Besteht jedoch bereits eine gute Verbindung mit dem Patienten, kann die Diskussion seiner Schuldgefühle einen therapeutischen Wert haben.

Frage: Welche Art der Antwortreaktion (Ermunterung, Reflexion, direkte Frage) sollte verwendet werden, um herauszubekommen, warum der Patient 1963 seine Arbeit aufgegeben hat?

Meine Antwort

Antwort: Sie können als Antwort entweder eine Reflexion oder eine offene Frage bringen.

Frage: Schreiben Sie für jeden Typ eine eigene Frage nieder.

Meine Antwort

Antwort: Vergleichen Sie Ihre Antwort mit der unseren:
Reflexion: „Seit 1963 nicht mehr gearbeitet?" Seien Sie bemüht, daß der Klang Ihrer Stimme auch nicht die kleinste Spur einer Kritik durchklingen läßt.
Offene Frage: Vergleichen Sie die folgende Frage, wie sie im Originalgespräch verwendet wurde:

Arzt: Was war 1963?
Pat.: Nun, 1963 hatte ich meinen letzten Anfall. Nach 4 Monaten habe ich versucht, wieder mit der Arbeit zu beginnen. Es ging aber nicht. Ich hatte gedacht, ich sei noch so gut wie jeder andere in unserer Abteilung, war es aber doch nicht mehr. Ich bin bei der Feuerwehr. Ich fing wieder mit der Arbeit an und nach 2 Monaten etwa fand ich heraus, daß ich doch nicht so leistungsfähig war, wie ich gedacht hatte. Deshalb haben sie mir ja vorgeschlagen, mich pensionieren zu lassen.

Frage: Wie soll es jetzt weitergehen? Welche Informationen möchten Sie haben? Wählen Sie aus den nachfolgenden Aussagen die, auf die Sie näher eingehen müssen.

A. „... mein letzter Anfall."
B. „... habe ich versucht, wieder zu arbeiten."
C. „... ich bin bei der Feuerwehr."
D. „... mich pensionieren zu lassen."

Meine Wahl

Antwort: Auf Grund der letzten Antwort muß der die Anamnese erhebende Arzt mehr über den Beginn der Erkrankung in Erfahrung bringen. Deshalb Antwort A. Das Schlüsselwort „letzte" in „mein letzter Anfall" läßt erkennen, daß die Krankheit schon vorher begonnen hatte. Der Arzt konnte sich hierauf konzentrieren. Wenn der Arzt Kenntnis der gegenwärtigen Symptome hat, ist es für ihn leichter, die Beschwerden herauszufinden, die den Beginn der Erkrankung festlegen. Deswegen würden die Autoren A oder B bei Beginn der Anamneseerhebung bevorzugen.

B bietet die Eröffnung einer Diskussion der Symptome und der Krankengeschichte nach dem Anfall von 1963. Geht man bei der Erhebung der Anamnese von 1963 aus, so wird diese, da sie in der Mitte der Krankheit beginnt, den logischen zeitlichen Ablauf vermissen lassen. Patient und Arzt werden sich besser verstehen und weniger verwirrt sein, wenn das Gewinnen der Einzelheiten einer logischen Folge entspricht.

C und D führen nicht direkt dazu, neue Informationen über die Erkrankung des Patienten zu gewinnen. Diese Themen führen zur sozialen Vorgeschichte, die in üblicher Weise nach der Erhebung der Anamnese der organischen Gesichtspunkte einer Erkrankung festgestellt wird.

Frage: Welche Erwiderung (Response) würden Sie geben, um Näheres über den Beginn der Krankheit des Patienten zu erfahren?

> **Meine Antwort**

Antwort: Jede der folgenden Arten einer Erwiderung wäre angebracht: Reflexion, Konfrontation, offene Frage oder Ermunterung.

Frage: Verfassen Sie eine Reflexion, eine Konfrontation, eine offene Frage sowie eine Ermunterung, die auf den Beginn der Erkrankung dieses Patienten hinführt.

> **Meine Antwort**

Antwort: Vergleichen Sie Ihre Lösungen mit den unseren:
  A. Reflexion: „1963 hatten Sie Ihren *letzten* Anfall?"
  B. Konfrontation: „Das war Ihr *letzter* Anfall?"
  C. Offene Frage: „Gut, erzählen Sie mir bitte von Ihrem *ersten* Anfall!"
  D. Ermunterung: „Ihre ersten Beschwerden hatten Sie schon vor 1963."

Im Originalgespräch kombinierte der Arzt eine Reflexion mit einer direkten Frage und erhielt darauf, wie zu erwarten, eine kurze Antwort.

Arzt: Nun, Sie sagten, daß Sie Ihren letzten Anfall 1963 hatten. Wann war der erste Anfall?
Pat.: 1957.
Arzt: Und was war 1957?
Pat.: Nun, ich war beim Fischen und hatte mein Boot an Baumwurzeln festgemacht, so daß es nicht mehr stromabwärts treiben konnte. Da setzte plötzlich ein Schmerz in meiner Brust ein. Ich hatte das Boot am Bug festgemacht. Der Schmerz saß in meiner Brust und in meinem linken Arm, nicht in meiner Schulter. Es war kein stechender Schmerz, er war dumpf, anhaltend und ich versuchte die Angelschnur aufzuspulen und das Boot wieder loszumachen. Das habe ich aber nicht fertig gekriegt, so daß ich die Angelschnur gekappt habe und das Boot wieder losgemacht habe. Dann weiß ich nichts mehr. Ich war ganz

allein auf dem Fluß, kein anderes Boot war in der Nähe. So trieb ich ganz allein etwa 10 km den Fluß hinunter. Manchmal kam ich wieder zu mir, dann verlor ich aber wieder das Bewußtsein.

Arzt: Hat es lange weh getan?

Pat.: Solange ich bei Bewußtsein war, hatte ich ganz ordentliche Schmerzen. Ich habe dann unten am Jachthafen festgemacht. Zwei Männer waren oben auf dem Deich, konnten mich aber nicht sehen. Meine Kehle war wie zugeschnürt. Ich konnte sie nicht rufen und als es mir war, als ob ich bewußtlos würde, habe ich mich in das Boot gelegt, um nicht hinauszufallen. Endlich kam einer der beiden zu mir herunter. Ich winkte ihm zu „Mein Herz" und er rief seinen Freund herbei. Sie trugen mich dann auf das Ufer und riefen die Feuerwehr. Die brachte mich direkt ins Krankenhaus.

Arzt: In welches?

Pat.: Ins Marien-Hospital. 6 Wochen war ich dann im Krankenhaus.

Arzt: Bei welchem Arzt waren Sie dann weiter?

Anmerkung: Die beiden direkten Fragen des Arztes ordnen die Vorgeschichte geographisch und erbringen Informationen, die notwendig sind, um an die früheren Krankengeschichten heranzukommen. Man könnte fragen, ob diese Unterbrechung der Erzählung des Patienten gerechtfertigt sei. Eine Stationssekretärin könnte diese Information besorgen, falls sie gebraucht wird oder sie könnte von einem Fragebogen entnommen werden, den man von dem Patienten ausfüllen läßt. Im allgemeinen braucht der Arzt nicht den Namen der vorbehandelnden Ärzte, um die Krankheit oder den Patienten voll zu verstehen. Wie Sie sehen werden, hat diese Unterbrechung den Informationsfluß des Patienten nicht gestört. In anderen Gesprächen könnte dies jedoch der Fall sein. Die gute Antwortbereitschaft des Patienten könnte teilweise das Ergebnis der Fähigkeit dieses Arztes sein, sich mit seinen Fragen auf den Patienten einzustellen.

Pat.: Zuerst war ich bei Doktor A. Der ist unser Hausarzt. Er überwies mich dann zu einem Herzspezialisten, Dr. B. Im Krankenhaus war ich 6 Wochen. Als ich dann nach Hause kam, blieb ich bis zur Besserung noch 2 Monate im Bett. Am Anfang des 4. Monats stand ich auf und habe mich etwas bewegt. Nach dem 4. Monat dachte ich, ich sei wieder kräftig genug, um zur Arbeit zu gehen. Ich bin dann auch zur Arbeit gegangen, mußte aber feststellen, daß ich doch nicht kräftig genug war.

Frage: Wie könnten Sie mehr darüber erfahren, was sich ereignete, als der Patient mit der Arbeit anfing? Wie würden Sie fragen?

Meine Antwort

Antwort: Sie könnten mit jeder der folgenden Art einer Response reagieren:
Reflexion, Ermunterung, Zusammenfassung oder offene Frage.

Frage: Verfassen Sie für jede der folgenden Arten eine Erwiderung:
A. Reflexion
B. Ermunterung
C. Zusammenfassung
D. Offene Frage

Meine Antwort

Antwort: Vergleichen Sie Ihre Niederschrift mit unserem Vorschlag:
A. Reflexion: „Sie waren nicht kräftig genug?"
B. Ermunterung: „Mhmmm!"
C. Zusammenfassung: „Nach 4 Monaten waren Sie noch nicht kräftig genug."
D. Offene Frage: „Was fiel Ihnen damals auf?" Oder „Was passierte dann?"

Hinweis: Die Verbindung einer Reflexion mit einer offenen Frage ist oft sehr wirksam wie zum Beispiel: „Fanden Sie! Wie denn?" Jede diese Erwiderungen wirkt. Die Erwiderung des Arztes im Originalgespräch ist sehr wirksam, benötigt jedoch eine zweite Frage, ehe der Patient die freifließende Schilderung aufnimmt.

Arzt: Wie haben Sie das gemerkt?
Pat.: Beim ersten Einsatz bei einem Brand.

Arzt: Was passierte da?
Pat.: Ich habe nicht mehr das geleistet, was ich von mir gewohnt war. Ich hatte nicht mehr die Kraft. Ich habe keine Kraft mehr in meinem linken Arm und kann ihn nicht mehr so gut bewegen. Sobald ich irgend etwas mache, und sei es die geringste Kleinigkeit, wie zum Beispiel etwas aufheben oder etwas schnell erledigen, muß ich einhalten und eine Nitrokapsel nehmen.
Arzt: Hilft das nicht und wo sitzen die Schmerzen?
Pat.: Es tut weh, und wenn es so weh tut, können Sie nicht mehr arbeiten.

Frage: Worauf bezieht sich „es"?
A. Linker Arm
B. Brust
C. Herz
D. Nitrokapsel

Meine Wahl

Antwort: A und C sind die richtigen Antworten, die sich aus dem Gespräch ergeben. Fürwörter benötigen häufig eine Erklärung. Oft reden der Patient und der Arzt über unterschiedliche Dinge, weil eine Unklarheit über die Fürwörter besteht. Zögern Sie nicht zu sagen: „Ich weiß nicht, was Sie mit „es" – bzw. „er" oder „sie" – meinen! Manchmal kann man geradezu mit einem vieldeutigen Fürwort antworten, damit der Patient diesen Punkt spezifiziert oder aufklärt.

Frage: Verfassen Sie eine Erwiderung, um die Vieldeutigkeit von „es" zu klären.

Meine Antwort

Antwort: Haben Sie eine Katalogfrage verwendet? Diese Art der Erwiderung wäre jetzt angebracht. Vergleichen Sie Ihre Lösung mit der unseren: „Ich weiß nicht, was Sie mit „es tut weh" meinen! Oder „Es tut weh! Meinen Sie der Schmerz sei in Ihrem Arm und in Ihrer Brust oder wo sonst gewesen?"

Arzt: Es tut weh, meinen Sie, der Schmerz saß in Ihrer Brust, im Arm oder wo sonst?
Pat.: Herz und Arm.
Arzt: Auch in Ihrer Brust?
Pat.: Nein, nur in der Herzgegend. Es war mir, als würde ein Messer drin stecken mit dem dann drin herumgebohrt würde.
Arzt: Vorhin haben Sie erzählt, daß der Schmerz dumpf gewesen sei. Nach Ihrer jetzigen Darstellung müssen die Schmerzen doch schneidend gewesen sein, oder?
Pat.: Es sind immer noch dumpfe Schmerzen im Arm, aber am Herzen sind die Schmerzen schneidend.
Arzt: Dort sind sie also schneidend?
Pat.: Ja.
Arzt: Könnten Sie mal zeigen, wo in Ihrer Brust die Schmerzen sitzen?
Pat.: Ja, gerade hier (dabei zeigt er auf ein Gebiet, das etwa die Größe eines Fünfmarkstücks hat).
Arzt: Wie lange halten die Schmerzen gewöhnlich vor, wenn Sie sie haben?
Pat.: Lange halten die Schmerzen nicht an, gewöhnlich bis ich sie mit genügend Nitrokapseln weg habe. Anfangs habe ich immer auf die Zeit geachtet. Ich habe eine Nitrokapsel genommen und die Wirkung war nach 40 Sekunden da. Jetzt ist es soweit gekommen, daß ich drei Nitrokapseln nehme und die Schmerzen dauern dann immer noch 1 Minute und 20 Sekunden.

Frage: Wie würden Sie herausbekommen, wie stark die Schmerzen bei diesem Patienten sind? Verfassen Sie eine entsprechende Erwiderung.

Meine Antwort

Antwort: Die anwendbaren Methoden reichen von der einfachen Frage: „Wie schlimm sind die Schmerzen?" bis zur systematischen Frage über das Verhalten des Patienten unter den Schmerzen. Daraus kann man dann ableiten, wie schwer die Schmerzen wirklich sind. Etwa wenn der Patient gezwungen wird, seine Tätigkeit zu unterbrechen.

Arzt: Hatten Sie jemals Schmerzen, die schlimmer als die jetzigen waren?
Pat.: Nein, niemals.
Arzt: Haben Sie jemals einen Knochen- oder Beinbruch gehabt?
Pat.: Ja.

Arzt: Wie sind die Herzschmerzen im Vergleich zu den Schmerzen beim Knochenbruch?
Pat.: Das war gar nicht so schlimm. Ich habe mir mit einer Motorsäge in das Bein gesägt und die Wunde mußte mit 27 Nähten geschlossen werden. Damals habe ich mir auch in den Knochen gesägt und im Vergleich zu den jetzigen Schmerzen war das eine Kleinigkeit.

Frage: Nachdem wir jetzt den Schweregrad der Beschwerden wissen, müssen wir uns auf das Verhalten beim Auftreten der Beschwerden konzentrieren. Besonders wichtig ist, ob die Schmerzen auch in Ruhe auftreten. Sollte man danach direkt fragen oder ist eine Überbrückungsfrage mit einer Erklärung erforderlich?

Meine Antwort

Antwort: Eine überbrückende Bemerkung ist erforderlich.

Frage: Verfassen Sie einen überbrückenden Kommentar und vergleichen Sie ihn mit dem, den der Arzt benutzt hat.

Meine Antwort

Arzt: Nun, Sie sagten, die Schmerzen hätten eingesetzt, wenn Sie in Hetze gewesen seien oder wenn Sie etwas hätten tragen müssen. Haben Sie diese Schmerzen auch mal gehabt, wenn Sie ruhig dagelegen sind?
Pat.: Eine Zeitlang ja, sie fingen dann gegen 2 Uhr in der Nacht an.
Arzt: Gegen 2 Uhr in der Nacht? (eine Reflexion).
Pat.: Ja, so etwa gegen 2 Uhr in der Nacht und mein Hausarzt ließ mich dann 2 an Stelle der seitherigen 1 Tablette abends vor dem Schlafengehen nehmen.
Arzt: Waren das zweifarbig grüne Tabletten?
Pat.: Ja, stimmt! Und seitdem habe ich nachts keine Schmerzen mehr.

Anmerkung: Über dieses Thema wurden jetzt genügend Einzelheiten ermittelt. Beachten Sie, wie mit einer überbrückenden Redewendung logisch zum nächsten Thema übergeleitet wird.

Arzt: Welche Medikamente nahmen Sie ein, als Sie nach Ihrem ersten Unfall aus dem Krankenhaus entlassen wurden?
Pat.: Das weiß ich nicht mehr ganz genau. Ich kann mich nicht mehr erinnern. Ich erhielt Nitrotabletten, dann die zweifarbig grünen Pillen und Kapseln für die Nerven.
Arzt: Mußten Sie Ihr Blut auf Verdünnung untersuchen lassen, zum Quicktest kommen?

Anmerkung: Patienten mit Antikoagulantientherapie sind über die Art der Behandlung aufgeklärt und müssen in regelmäßigen Abständen den Prothrombingehalt (Quickwert) bestimmen lassen. Es ist daher für diese Patienten nicht ungewöhnlich, diesen ärztlichen Fachausdruck zu kennen.

Pat.: Ja stimmt, ich gehe jetzt auch noch jeden Monat deswegen zur Untersuchung. — Pause — und 1962, da hatte ich nochmals einen Herzanfall.
Arzt: War das der zweite?
Pat.: Ja, das war der zweite.

Frage: Wonach sollte man jetzt fragen?
A. Einzelheiten über den zweiten Anfall des Patienten.
B. Den Verlauf zwischen beiden Anfällen.
C. Weitere Einzelheiten über den Quickwert.

Meine Wahl

Antwort: B ist die beste Lösung. Wir haben A nicht gewählt, weil es sonst später schwieriger wird, den Verlauf im Intervall zwischen den Anfällen zu ermitteln, wenn man zunächst die Einzelheiten des zweiten Anfalles abklärt. Es wäre auch schwierig, die einzelnen Informationen chronologisch aneinanderzuordnen. Der Patient kam jedoch von selbst auf dieses Thema und ist somit bereit, darüber zu sprechen. Weitere Einzelheiten über die Thrombinzeitbestimmung des Patienten (C) erscheinen von geringem Nutzen für die Diagnose und für die weitere Behandlung. Wahrscheinlich weiß er nicht genügend Einzelheiten, die man als Arzt benötigen würde, um die Therapie weiter festzulegen. Diese Einzelheiten sind besser aus dem Krankenblatt des Patienten zu entnehmen.

Frage: Welche Art der Erwiderung würden Sie benutzen, um die Zwischenanamnese zwischen den Anfällen zu erheben?

Meine Antwort

Antwort: Jede der folgenden drei Arten könnte erfolgreich sein: Eine offene Frage, eine Überleitung, auf die eine offene Frage folgt oder eine Zusammenfassung.

Frage: Verfassen Sie für jede Art eine Erwiderung.

Meine Antwort

Antwort: Offene Frage: „Was war zwischen 1957 und 1962?" Überleitung mit nachfolgender offener Frage: „Wir wollen zuerst noch einmal kurz zurückgehen. Erzählen Sie mir doch bitte, was zwischen 1957 und 1962 war" oder auch „Ich verstehe, erzählen Sie mir aber bitte doch zuerst, wie es Ihnen zwischen den Anfällen ging."
Zusammenfassung: Siehe den folgenden Text.

Arzt: So, Sie hatten also 1957 einen Anfall und fingen etwa vier Monate danach wieder mit der Arbeit an?
Pat.: Ja.
Arzt: Und Sie hatten damals Schmerzen, wenn Sie in Hetze waren?
Pat.: Ja richtig, wenn kein Feueralarm war, habe ich auch keine Nitrokapseln gebraucht.
Arzt: Gab es denn irgend etwas zu Hause, von dem Sie den Eindruck gehabt haben, daß es die Schmerzen ausgelöst hätte?
Pat.: Ich konnte kein Gras mähen und kann es auch heute noch nicht.
Arzt: Und wie war es mit dem Eheleben?
Pat.: Genau so. Ich habe drei Nitrotabletten davor genommen und drei danach und konnte von Glück reden, wenn ich damit zurechtkam.

Frage: Diese Information ergibt eine gute Übersicht über den Zustand des Patienten zwischen den Anfällen. Wie kommt man jetzt auf den zweiten Anfall zurück und erhält darüber Informationen? Verfassen Sie eine entsprechende Erwiderung.

Meine Antwort

Antwort: Vergleichen Sie Ihre Aufzeichnung mit der Frage des Arztes.

Arzt: Und 1962 hatten Sie dann noch einen Anfall. Was haben Sie zu der Zeit getan, als der Anfall einsetzte?
Pat.: Ich war beim Angeln.
Arzt: Haben Sie damals noch gearbeitet?
Pat.: Ja.
Arzt: Wie war denn der Anfall?
Pat.: Es war wieder genau so, nur nicht ganz so schlimm. Die Schmerzen waren nicht ganz so schlimm, in ihrer Art aber sonst gleich.
Arzt: Und dann?
Pat.: Wenn die Schmerzen losgehen, lassen Sie alles bleiben, was Sie auch machen. Wenn es ein ganz schlimmer Anfall wird, legen Sie sich hin. Es macht nichts aus, ob Sie im Schnee oder im Dreck stehen, Sie legen sich hin!
Arzt: Muß das unbedingt sein?
Pat.: Es geht dann schneller vorbei. Ich weiß nicht warum, aber hinlegen scheint schneller zu wirken als die Nitrokapseln und so machen Sie es halt.
Arzt: Was machen Sie, wenn Sie bei einem Anfall Nitrokapseln genommen haben und sie helfen nicht?
Pat.: Dann nehmen Sie eben immer mehr.
Arzt: Bleiben Sie dann wirklich immer ganz ruhig oder versuchen Sie, die Schmerzen abzuschütteln?
Pat.: Nein, Sie bleiben ganz ruhig und atmen tief, so tief wie Sie nur können. Man hat mir gesagt, ich sollte nicht mehr als drei Nitrokapseln nehmen, ich habe aber schon bis zu elf Kapseln genommen und wenn es noch schlimmer gekommen wäre, hätte ich wohl auch fünfundzwanzig genommen.

Frage: Wie sollte man jetzt die Einzelheiten des zweiten Anfalles erfragen? Welche Art einer Erwiderung wäre richtig?

A. Direkte Fragen
B. Empathische Erwiderung
C. Offene Frage
D. Zusammenfassung mit nachfolgender offener Frage.

Meine Wahl

Antwort: Wir bevorzugen B, C oder D.

Frage: Verfassen Sie eine Erwiderung in jeder dieser vier Arten und vergleichen Sie diese mit den unseren.

Meine Antwort

Antwort: A. Direkte Frage: Siehe Fortsetzung des Gespräches. Beachten Sie die Kürze der Antwort, die der Patient auf diese Frage gegeben hat.
B. Empathische Erwiderung: „Das war ein schlimmes Erlebnis, dieser zweite Anfall" oder „Die Schmerzen in einem solchen Anfall können ganz schlimm sein."
C. Offene Frage: „Was passierte dann nach dem zweiten Anfall?"
D. Zusammenfassung mit nachfolgender offener Frage: „Beim Anfall legten Sie sich hin. Was passierte dann?"

Arzt: Nun, wie lange waren Sie nach dem zweiten Anfall im Krankenhaus?
Pat.: Nach dem zweiten Anfall war ich noch etwa 4 Wochen im Krankenhaus.

Anmerkung: Eine direkte Frage ist wertvoll, um schnell eine konkrete Einzelheit zu erfahren. Bei einem Abschweifen des Patienten verwendet man bei Beginn der Exploration direkte Fragen, um in der zur Verfügung stehenden Zeit die notwendigen Einzelheiten des Themas in Erfahrung zu bringen.

Arzt: Vier Wochen. Es scheint, es war nicht ganz so schlimm wie beim ersten Mal.

Anmerkung: Beachten Sie, wie gut der Patient reagiert, wenn der Arzt deutlich macht, daß er ihn verstanden hat.

Pat.: Nein, ich ging dann nach Hause und blieb noch eine Zeit im Bett, etwa wieder genauso lange. Und nach vier Monaten ging ich wieder zur Arbeit. Ich kam über diese beiden Anfälle wohl ganz gut weg. Ich bin aber mit der Arbeit, die ich hätte machen sollen, nicht zurechtgekommen, obwohl ich gute Kumpel hatte. Sie schleppten mich mit durch.

Arzt: Sagen Sie doch bitte, was meinen Sie, wenn Sie sagen, daß Sie mit der Arbeit, die Sie hätten machen sollen, nicht zurechtkamen?

Pat.: Nun, die Leute haben die Vorstellung, daß man bei der Feuerwehr Arbeit nennt, wenn man ißt und schläft und Karten spielt. Das stimmt auch in gewisser Weise. Die Arbeit auf der Feuerwache ist recht leicht. Wenn aber Alarm ist, dann arbeiten Sie unter den schlimmsten Bedingungen, die es überhaupt gibt. Da müssen Sie ran, so schwer und so schnell es nur irgend geht. Da schleppen Sie Lasten, die man normalerweise gar nicht tragen könnte. Der Feuerwehrschlauch zum Beispiel ist ein Job für zwei Mann, wenn aber kein zweiter da ist, dann nehmen Sie ihn halt allein und gehen damit los. Solche Sachen habe ich aber nicht mehr geschafft.

Frage: Wenn ein Patient so ein Beispiel erzählt, möchte man genau wissen, welche Beschwerden er hatte, als er „damit losging". Welche Art einer Erwiderung würden Sie dann machen?

Meine Antwort

Antwort: Eine offene Frage.

Frage: Was wäre in dieser Situation an einer direkten Frage oder einer Katalogfrage falsch?

Meine Antwort

Antwort: Beide Arten der Erwiderung würden dem Patienten Beschwerden einsuggerieren, wie zum Beispiel:
„Hatten Sie Schmerzen in der Herzgegend, Schmerzen im linken Arm, Kurzatmigkeit oder haben Sie einen roten Kopf gekriegt?" Oder: „Hatten Sie Schmerzen am Herzen?"

Frage: Verfassen Sie eine offene Frage!

Meine Antwort

Antwort: Vergleichen Sie Ihre Frage mit der aufgezeichneten Erwiderung des Arztes.

Arzt: Was haben Sie gemerkt, wenn Sie „unter den schlimmsten Bedingungen gearbeitet" haben?

Pat.: Da bekam ich Angina und war außer Atem.

Arzt: Hatten Sie nach dem zweiten Anfall genauso oft Angina?

Pat.: Ja, etwa genauso oft. Als ich dann zur Arbeit zurückging, wurde es im ersten Halbjahr Monat für Monat besser. Das habe ich deutlich gemerkt, aber ich habe meinem Arzt nicht gefolgt. Er sagte mir, ich solle es mir leicht machen und besonders in meiner Freizeit ausruhen. Das liegt mir aber nicht, ich arbeite gerne etwas.

Arzt: Im Haus und Garten gibt es immer was zu tun, nicht wahr?

Pat.: Ja, und anderswo auch noch. Um genau zu sein, ich habe in meiner Freizeit noch nebenher gearbeitet und mir etwas dazuverdient. Ich habe Sachen gemacht, die ich nicht hätte tun sollen. Es wäre besser gewesen, ich hätte nicht mehr gearbeitet und mich mehr ausgeruht. Mein Arzt hat nichts davon gewußt, aber so geht es eben.

Frage: Der Patient hat seine Ansicht ausgedrückt, daß er selbst an seinem gegenwärtigen Zustand schuld hat. Man könnte daraus die folgende Bitten ablesen: Er möchte Beistand haben und beruhigt werden, er möchte die Verantwortung abgenommen haben und möchte eine Zusicherung haben, daß seine Krankheit unabhängig von seinem Weiterarbeiten fortgeschritten wäre.
Welche Art einer Erwiderung würden Sie in dieser Situation verwenden?

Meine Antwort

Antwort: Eine Konfrontation.

Frage: Erklären Sie, was an folgender Aussage falsch wäre: „Gut, niemand weiß, wie es gekommen wäre. Sie haben aber so gehandelt, wie Sie es für richtig hielten".

Meine Antwort

Antwort: Eine solche Aussage kann richtig oder falsch sein. Sie blockiert die weitere Diskussion der Empfindungen des Patienten. Eine überstürzte Zusicherung wird vom Patienten gewöhnlich als Tadel oder Zurückweisung aufgefaßt. Sie schließt weiterhin ein, daß er mehr gemacht hat, als er hätte tun dürfen. Diese Erwiderung wird daher sein Schuldgefühl vergrößern, wenn er tatsächlich mehr unternommen hat, als ihm erlaubt war.

Frage: Wie würden Sie eine Konfrontation abfassen?

Meine Antwort

Antwort: Vergleichen Sie Ihre Konfrontation mit unseren Beispielen:
„Es scheint, Sie schreiben sich selbst die Schuld dafür zu."
„Es scheint, Sie sind ziemlich hart gewesen gegen sich selbst!"
„Es hört sich so an, als ob Sie sich selbst die Schuld dafür zuschieben wollten."
„Sie konnten einfach nicht untätig bleiben?"

Anmerkung: Bei der Anamneseerhebung wurde ein anderer Weg eingeschlagen. Die Gefühle des Patienten wurden umgangen und seine Aufmerksamkeit zurück auf den Bericht über seine Krankheit gelenkt. Sowohl die Selbstanklage des Patienten als auch sein weiterer Bericht über seine Krankheit müssen diskutiert werden, ehe der Patient erfolgreich behandelt werden kann. Das nächste Thema wurde vom Arzt im Originalgespräch gewählt.

Arzt: Und wann hatten Sie Ihren dritten Anfall?
Pat.: Den dritten Anfall hatte ich 1963.
Arzt: Wie hat sich das ereignet?
Pat.: Es ging wieder genauso. Ich holte eine Schleppangel ein und als der Anfall kam, war meine Frau mit mir im Boot.
Arzt: Wann haben Sie gemerkt, daß es nicht wieder einfach eine Angina war?
Pat.: Innerhalb von Sekunden.
Arzt: War es anders als bei einer Angina pectoris?
Pat.: Ja.
Arzt: Was war außer der Intensität anders?
Pat.: Nichts, es war nur schlimmer.
Arzt: Und Ihrer Ansicht nach ist es gar keine Frage, ob Sie einen Anfall von Angina pectoris von einem Herzinfarkt unterscheiden können?

Frage: Was ist an der letzten Frage des Arztes, so wie sie niedergeschrieben ist, falsch?

Meine Antwort

Antwort: So wie die Frage abgefaßt ist, zwingt sie den Patienten in die Verteidigung, da sie seine letzten Aussagen in Frage stellt.

Frage: Formen Sie die Frage so um, daß sie keine Abwehrreaktion beim Patienten provoziert.

Meine Antwort

Antwort: War es für Sie fraglich, ob es Angina oder ein Infarkt war als der Schmerz begann, oder sind Sie sich selbst ganz sicher, daß Sie eine Angina pectoris von einem Herzinfarkt unterscheiden können?

Pat.: Nein – Pause – dies war der leichteste Infarkt von allen. Es hat etwa 30 Minuten gedauert, ehe wir uns auf den Weg in die Stadt machen konnten.
Arzt: Die Schmerzen haben etwa eine halbe Stunde vorgehalten?
Pat.: Ja, sie haben dann soweit nachgelassen, daß ich in den Kombiwagen gehen konnte und mit meiner Frau in die Stadt fahren konnte. Bei diesem letzten Infarkt war eigentlich gar nichts schlimm. Ich ging bald wieder zur Arbeit. Nach etwa 2 Monaten mußten wir zu einem Brand. Etwa sechs Stunden habe ich da mitgemacht. Ich hatte immer so an die 40 oder 50 Nitrokapseln in einer kleinen Dose bei mir. Ich weiß nicht mehr genau, wieviel ich damals bei mir hatte, aber sie waren auf einmal alle aufgebraucht. Da nahm ich den Wagen vom Chef und fuhr zur nächsten Apotheke. Ich kaufte mir eine Packung mit 50 Kapseln, aber als wir wieder zur Feuerwache zurückkamen, waren nur noch etwa 6 oder 8 übrig. Ich mußte 60 bis 70 Nitrokapseln genommen haben. Für den nächsten Tag war ich zum Arzt bestellt und dann sprachen wir über den Brand. Er fragte mich, wie es mir dabei ergangen wäre und ich sagte: „Sehr gut". Danach fragte er mich, wieviel Nitrokapseln ich genommen hätte und dann habe ich ihm die Wahrheit gesagt. Am nächsten Tag kam mein Chef zur Feuerwache und sagte mir, daß ich meine Pensionierung einreichen könne, wenn ich wolle. Das wollte ich eigentlich nicht, ich wußte aber, daß ich einem besseren Mann den Platz wegnehmen würde und so ließ ich mich pensionieren und verschwand.
Arzt: Und jetzt, was machen Sie seitdem?
Pat.: Damals sagte man mir, ich sollte heimgehen und meine Spaziergänge vom Bett zum Lehnstuhl oder vom Lehnstuhl zum Bett machen. Das war Ende 1963. Es war dann kurz vor Weihnachten 1965 als man mir sagte, ich könnte wieder aufstehen und anfangen, fünfmal am Tag am Haus entlang zu marschieren. In der Zwischenzeit wurde ich aber furchtbar reizbar, nervös und abgespannt. Ich habe ja Kinder ganz gern, aber ich konnte sie nicht lange um mich herum vertragen. Sie rennen immer rum, pflücken Blumen ab oder läuten an der Tür. Das hat mich ziemlich mitgenommen. Da sagte ich meiner Frau, wir müssen aus der Stadt raus. So sind wir 20 km aus der Stadt rausgezogen. Wir kauften dort ein Häuschen an einem See. Ich hätte eigentlich immer noch im Bett bleiben sollen, aber statt dessen habe ich das Gebüsch gerodet – ich meine, nicht viel, ich habe es vielleicht drei Minuten ausgehalten. Ich nahm mir eine Motorsäge. Damit habe ich drei Minuten lang gearbeitet und dann habe ich mich hingesetzt und zehn Minuten ausgeruht.
Arzt: Ist Ihr Zustand besser geworden?

Pat.: Nein.
Arzt: Und Ihre Schmerzen?
Pat.: Die sind immer schlimmer geworden und deswegen bin ich jetzt hier, weil ich nicht vernünftig genug war, gleich beim ersten Mal zu folgen.

Anmerkung: Zum dritten Mal spielt der Patient jetzt auf Schuldgefühle an. Diese Aussage des Patienten ermöglicht eine Einleitung zur Erkundung seiner Gemütsverfassung.

Frage: Verfassen Sie eine Erwiderung, die seine innere Einstellung in bezug auf „war nicht vernünftig genug, gleich beim ersten Mal zu folgen" prüft.

Meine Antwort

Antwort: Bei diesem Patienten bieten sich mehrere Möglichkeiten gleichermaßen an:
Ermunterung: „Wie meinen Sie das." Oder: „Wie stellen Sie sich das vor?"
Reflexion: „Sie waren nicht vernünftig genug?" Oder: „Sie meinen deswegen wären Sie jetzt hier?"
Konfrontation: „Sie meinen also wirklich, daß es Ihr eigener Fehler war?" Dies kann in einem solchen Tonfall ausgedrückt werden, daß man entweder die innere Einstellung des Patienten herausfordert oder aber sie in Frage stellt. Es könnte auch folgender Ausdruck verwendet werden: „Es hört sich an, als ob Sie sich schuldig fühlen würden?"
Empathisch: „Es ist nicht gerade angenehm, mit solch einer Einstellung zu leben." Oder: „Jetzt haben Sie eine andere Einstellung zu der ganzen Geschichte".
Arzt: Wie stellen Sie sich das vor?
Pat.: Ich wußte damals, daß ich mehr gemacht habe, als ich sollte, konnte es aber nicht lassen. Ich war reizbar und nervös und es war mir, als könnte ich es im Haus nicht länger aushalten. Es kam so weit, daß alles, was ich machte, mir Schmerzen verursachte oder mir die Luft wegnahm.
Arzt: In solchen Zeiten denkt man viel über Leben und Tod nach.
Pat.: Ja, dann liest man wieder die Bibel, betet und versucht einen Ausweg zu finden.

Frage: Der Arzt möchte wissen, wie depressiv der Patient war. Verfassen Sie eine Erwiderung, die Ihnen diese Information verschafft.

Meine Antwort

Antwort: Vergleichen Sie Ihre Frage mit der der Aufzeichnung.

Arzt: Wie tief sinkt Ihre Stimmung, wenn Sie solche Gedanken haben?
Pat.: Ziemlich tief.

Frage: Der Patient hat durch seine Antwort angedeutet, daß er zeitweilig depressiv war. Sie müssen jetzt wissen, ob er Selbstmordgedanken hatte. Verfassen Sie eine Entgegnung, die dieses Thema behandelt.

Meine Antwort

Antwort: Vergleichen Sie Ihre Frage mit der unseren. „War Ihre Stimmung jemals so tief, daß Sie daran gedacht haben, sich etwas anzutun?" Oder: „Hatten Sie jemals das Gefühl, das Leben sei nicht mehr lebenswert?"
Beachten Sie, wie der Arzt das Gespräch fortgesetzt hat.

Arzt: Wollten Sie mal mit allem Schluß machen?
Pat.: Ja, sehr oft sogar.
Arzt: Und was war dann?
Pat.: Manchmal bin ich tagelang in so einer Stimmung. Probiert habe ich ja nie etwas, aber viel darüber nachgedacht.

Frage: Man sollte jetzt die Gedanken des Patienten genauer kennen, um beurteilen zu können, wie ernst seine Depression war. Verfassen Sie eine Erwiderung und vergleichen Sie diese mit der des Arztes.

Meine Antwort

Arzt: An was zum Beispiel?
Pat.: Einmal habe ich daran gedacht, das Gewehr zu nehmen und mit allem Schluß zu machen. Da habe ich meiner Frau gesagt, sie solle mein Gewehr zum Nachbarn bringen. Das hat sie getan und wohl nie gewußt, weswegen. Ich habe halt gesagt, ich könnte es jetzt nicht gebrauchen und der Nachbar ginge sehr gerne zur Jagd. Das war aber das einzige Mal, daß mir derartige Gedanken kamen.

Anmerkung: Dies gibt ein allgemeines Verständnis über den Grad der Depression des Patienten in der Vergangenheit und seine Reaktion darauf. Die nächste Frage ist: Wie depressiv ist er jetzt? Nach der vorangegangenen freien Diskussion ist es jetzt möglich, den Patienten direkt nach seiner gegenwärtigen Stimmung zu fragen.

Arzt: Welche Einstellung hatten Sie dazu in der letzten Zeit?
Pat.: Nachdem es jetzt eine Operation gibt, habe ich jetzt nicht mehr so viel daran gedacht. Ich warte nur darauf, bis sie mir sagen, ob sie operieren wollen.

Frage: Es ist ganz offensichtlich, daß der Patient auf eine Operation hofft. Wie wird er jedoch reagieren, wenn die Ärzte entscheiden, nicht zu operieren? Wir sind der Ansicht, daß dieses Thema diskutiert werden sollte. Fassen Sie eine Erwiderung ab, die diese Frage klärt.

Meine Antwort

Antwort: Vergleichen Sie Ihre Frage mit den folgenden:
a) „Ist denn kein Zweifel mehr, ob operiert werden soll?" Lassen Sie nach dieser Einleitung gleich diese Frage folgen: „Aber wenn nicht operiert wird, was dann?"
b) „Machen Sie sich Sorgen, es könnte nicht operiert werden?" Reagieren Sie auf die Antwort des Patienten mit: „Wenn nicht operiert wird, was dann?"
Beachten Sie auch die Erwiderung des Arztes.

Arzt: Und wenn nicht operiert wird?
Pat.: Das wäre nicht leicht zu schlucken, ich müßte mich damit abfinden. Ich muß halt machen, was man mir sagt.

Arzt: Befürchten Sie, solche Gedanken wie vorhin kämen wieder?
Pat.: Ja, ich habe aber gelernt, daß ich mich davon nicht aus der Ruhe bringen lasse. Ich lese halt oder denke über sonst was nach.

Frage: Bisher erscheint seine Art, mit einer Depression fertigzuwerden, ganz vernünftig. Was wird aber, wenn er nicht „irgend etwas lesen" kann oder „über irgend etwas nachdenken" kann? Man muß jetzt seinen sonstigen Widerstand gegen die Depression genauer kennenlernen. Verfassen Sie eine Erwiderung, mit der Sie diesen herausbekommen können. Vergleichen Sie Ihre Response mit der des Arztes im Interview.

Meine Antwort

Arzt: Was werden Sie tun, wenn Sie diese Gedanken nicht loswerden?
Pat.: Nun, ich konnte mit Herrn Doktor A. darüber reden und er wird mir Hilfe geben, wenn ich sie benötige.

Anmerkung: Diese Gesprächsfolge gibt dem Patienten das Gefühl, daß der Arzt ihn versteht und an ihm interessiert ist. Der Arzt hat volles Verständnis für die Depression und die Reaktion des Patienten. Beachten Sie den überbrückenden Ausdruck mit dem der Arzt zu der Information zurückkehrt, die ihm noch über die jetzige Krankheit fehlt.

Arzt: Sehr gut. Jetzt möchte ich gerne noch etwas mehr davon hören, wie es Ihnen seit 1965 ergangen ist. Hatten Sie die ganze Zeit über Angina pectoris?
Pat.: Ja.
Arzt: Hatten Sie bei Anstrengungen Schwierigkeiten mit der Luft?
Vat.: Ja.
Arzt: Wann haben Sie das zuerst bemerkt?
Pat.: Das kann ich jetzt nicht mehr sagen. Es wurde langsam schlimmer, bis ich nicht mehr zum See hinunter konnte ohne anhalten und ausruhen zu müssen. Und dabei war es nur halb so weit wie einen Häuserblock lang.
Arzt: Mußten Sie stehenbleiben, wenn Sie bergab gingen?
Pat.: Bergab konnte ich ohne Anhalten gehen, beim Rückweg mußte ich aber bergauf zweimal stehenbleiben.

Frage: Bei der Erhebung der Anamnese muß man jetzt etwas über andere Symptome einer Herzinsuffizienz wissen, insbesondere, ob der Patient Ödeme an den Füßen bekommen hat. Welche Art der Frage würde man anwenden, um diese Information zu gewinnen?

Meine Antwort

Antwort: Verfassen Sie eine direkte Frage und vergleichen Sie diese mit der des Arztes.

Arzt: Hatten Sie geschwollene Füße?
Pat.: Nein.
Arzt: Welche Medikamente nehmen Sie jetzt ein?
Pat.: Jetzt nehme ich die zweifarbig grünen und Lanicor und Lasix und Marcumar und – ja zusammen sind es vierzehn verschiedene Arten.
Arzt: Das ist eine ganze Menge – Pause – es würde mich interessieren, ob Sie damals Schwierigkeiten mit dem Herzen hatten, als Sie sich ins Bein gesägt haben?
Pat.: Nein, damals hatte ich keine Angina – Pause – ich rege mich nicht so schnell auf – Sie können mir sagen, was Sie wollen oder tun was Sie wollen. Sie können mich nicht aus der Ruhe bringen, selbst wenn Sie es versuchen würden. Wenn Sie es aber fertigbrächten, mich aufzuregen, hätte ich drei Tage lang mit Angina zu tun. Deswegen lasse ich mich nicht aufregen, auch wenn Sie es versuchen würden. Dann denke ich eben an etwas anderes.
Arzt: Haben Sie mehr Angina, wenn Sie sich aufregen?
Pat.: Ja.
Arzt: Klar. Jetzt habe ich Sie aber viel gefragt. Möchten Sie mich noch etwas fragen?
Pat.: – Pause – Nein.
Arzt: Herr Arnold, Sie haben uns eine klare Vorstellung von Ihrer Krankheit und der seitherigen Behandlung gegeben. Jetzt müssen Sie mit den anderen Ärzten zusammen einige Untersuchungen durchstehen, damit festgestellt wird, ob Ihnen eine Operation helfen kann.
Pat.: Genau.
Arzt: Vielen Dank, daß Sie so lange durchgehalten haben. Ich fahre Sie jetzt in Ihr Zimmer.
Pat.: Ja, danke.

Fall 2:
Herr Marschall – Auffangen einer Krise

Das Gespräch beim Auffangen einer Krise verfolgt einen diagnostischen und auch einen therapeutischen Zweck. Das Verhalten des Therapeuten ist durch seine aktive Intervention charakterisiert, durch rasche Rückkopplung dirigiert er das Gespräch. Seine Reaktionen drückt er offen und ehrlich aus. Die Gesprächsführung ist bei einer Krise besonders schwierig, da sie die Aufmerksamkeit und die Wahrnehmungsfähigkeit des Therapeuten stark herausfordert.

Das Auffangen einer Krise geschieht in einer Sitzung oder in wenigen kurzen Sitzungen. Der Schwerpunkt liegt auf dem Hier und Jetzt und auf der unmittelbaren Vergangenheit, soweit sie zu dem Problem in Beziehung steht. Der Prozeß läuft gewöhnlich in der nachstehend angegebenen Reihenfolge ab, obwohl diese nicht streng festgelegt ist:

1. Konzentration auf den Konflikt des Patienten.
2. Einfühlung in das in dieser Lage bei dem Patienten vorherrschende Empfinden.
3. Zusammenfassung des Verständnisses des Arztes für die Situation in Form einer Rückkopplung.
4. Eine Aussage, wie der Arzt dem Patienten helfen kann.
5. Konfrontation des Patienten mit der Notwendigkeit, selbst Pläne zu machen.

Das folgende Beispiel eines Krisengespräches wurde von Dr. Thomas N. Rusk geführt. Das Gespräch wurde im Aufnahmeraum eines Veterans-Hospitals mit vorheriger Zustimmung des Patienten auf Videoband aufgenommen. Dies war der erste Kontakt von Dr. Rusk mit dem Patienten und hatte den Zweck, die Hilfsbedürftigkeit des Patienten zu ermitteln.

Dieses Gespräch ist eine Illustration für ein aktiv geführtes, wirksames Gespräch unter Verwendung der in diesem Buch gelehrten Technik. Das Beispiel zeigt, wie durch eine nichtdirektive Technik das Gespräch geführt werden kann und wie gleichzeitig dem Patienten gestattet wird, seine Persönlichkeit in freier und unabhängiger Form zu entfalten. Darunter verstehen wir, daß der Patient in der Lage ist, sich selbst einzuschätzen und seine

Geschichte zu erzählen. Dabei wird ihm das Gefühl der Beachtung gegeben. Weiterhin wird er ermutigt, die Verantwortung für seine eigene Zukunft selbst zu übernehmen.

Arzt: Weswegen kamen Sie hierher?
Pat.: Sehen Sie, etwa vor zehn Tagen ... ich ... es fing an, weh zu tun.
Arzt: Weh getan? Vor zehn Tagen?

Anmerkung: Eine Reflexion. Eine direkte Frage, was weh getan habe, könnte das Gespräch auf den Schmerz begrenzen, der aber nur am Rande des Problems steht.

Pat.: Ja, dann ging ich und habe mir etwas geholt, um es mir hinter die Binde zu gießen.
Arzt: Jaa?
Pat.: Das hat eine Zeitlang gut getan.
Arzt: Jaa, – haben Sie ein Tempotaschentuch?

Anmerkung: Diese Frage scheint irrelevant zu sein, es ist jedoch damit möglich, auf die unmittelbaren Gefühle des Patienten einzulenken.

Pat.: So, ich habe hier hinten ein altes Taschentuch (der Patient holt ein Taschentuch aus der Gesäßtasche).
Arzt: Schon gut.
Pat.: Und ich ... sehen Sie, das tut eine Zeitlang gut.
Arzt: Die Tränen laufen Ihnen nur so runter, ist es so traurig oder weinen Sie aus einem anderen Grund?

Anmerkung: Diese Konfrontation zwingt den Patienten, seine Gefühle zu beachten.

Pat.: Und dann ....
Arzt: Fühlen Sie sich im Augenblick jetzt so traurig?
Pat.: Nein, nein, nein, verdammt nochmal, es geht mir ja ganz gut.
Arzt: Warum dann die Tränen?

Anmerkung: Der Arzt konfrontiert den Patienten mit seinem Leugnen. Einer der ersten Schritte in einem Krisengespräch ist, die Aufmerksamkeit auf die beim Patienten gerade vorherrschenden Gefühle zu konzentrieren.

Pat.: Ich weine nicht.
Arzt: Sie müssen sehr traurig sein, nicht wahr?

Anmerkung: Der Arzt muß sich über die Richtigkeit seines Handelns sehr sicher sein, ehe er mit einem Patienten so direkt sprechen kann, obwohl die Direktheit durch den Ausdruck „nicht wahr" etwas abgeschwächt wird.

Pat.: Nein, es geht mir schon wieder besser. Aber die Tränen kommen halt.
Arzt: Wie lange geht das schon?
Pat.: 'n paar Tage.
Arzt: Wollen Sie jetzt versuchen, mir zu verbergen, worüber Sie so traurig sind?
Pat.: Ja, es ... nein, ich glaube ... ich bin gar nicht so traurig. Ich tu mir nur selbst leid.
Arzt: Ja, gut.

Anmerkung: Diese Antwort zeigt die Annahme der Haltung des Patienten und ist eine kleine Belohnung dafür, daß der Patient seine innere Einstellung aufgedeckt hat.

Pat.: Was für einen Trottel habe ich aus mir gemacht!
Arzt: Wie meinen Sie das?

Anmerkung: Eine Konzentrationsfrage, um den Patienten zu ermuntern, mehr zu sagen.

Pat.: Es ist ... alles was ich im Leben angefangen habe, ist schiefgegangen (weint erneut).
Arzt: Gut, Sie sind sich also selbst böse und dazu noch traurig und deprimiert.

Anmerkung: Die Verstimmung, die in der Stimme des Patienten zu erkennen war, wird als Teil einer Reflexion auf den Patienten zurückgewiesen.

Pat.: Nun, versuchen Sie nur nicht mich soweit zu bringen, daß ich von mir selbst glaube, ich ... nein, nein, das will ich nicht!
Arzt: Es ist aber ganz eindeutig, daß Sie das sind!
Pat.: Nun ....
Arzt: Es ist doch ganz klar, daß Sie es sind!

Pat.: Ich, ich ... ich bin ganz heruntergekommen, ich ... ich ... ich habe habe doch gegen niemand etwas.
Arzt: Das habe ich auch nicht gesagt. Ich habe nur darüber gesprochen, wie traurig Sie sind.

Anmerkung: Da der Patient viele seiner Gefühle verleugnet, hält der Arzt sich an die depressive Verstimmung, die eher zugegeben wird als die Selbstanklage.

Pat.: Ohh, verdammt nochmal (schluchzt).
Arzt: Glauben Sie denn, es sei verkehrt, zu weinen oder traurig zu sein?
Pat.: Oh nein, es ist gar nicht verkehrt zu weinen.
Arzt: Sie kämpfen aber ganz schön dagegen an .... Es ist schon in Ordnung. Es ist ganz in Ordnung, zu weinen. Machen Sie nur weiter! Lassen Sie's nur da (zeigt auf das Taschentuch).
Pat.: Ich will es doch wegstecken.
Arzt: Gut. Ich werde Ihnen was sagen. Erzählen Sie mir, wie Ihre Lage in den letzten Wochen war. Was war denn los, mit wem leben Sie, wie ist es denn so zu Hause, das ganze Drum und Dran!

Anmerkung: Der zweite Schritt beim Abfangen einer Krise ist, das Gespräch auf die unmittelbar vergangenen Wochen zu konzentrieren. Eine Auswahl von Fragen wird hier benützt, um den Patienten zu ermutigen, seine Geschichte ausführlich zu erzählen und nicht nur eine Frage nach der anderen zu beantworten.

Pat.: Nun ... ich habe Ihnen ja schon gesagt, daß ich Alkoholiker bin.
Arzt: Ja, Sie haben mir gesagt, daß Sie Alkoholiker sind.
Pat.: Habe ich erzählt ... ich habe in Neustadt gewohnt. 1949 bin ich weg. Dann kam ich hierher.
Arzt: Nein nein – jetzt reden Sie ja von 1949.

Anmerkung: Der Arzt hat den Patienten unterbrochen, um seine Aufmerksamkeit auf die letzten Ereignisse zu wenden.

Pat.: Na ja ...
Arzt: Wir wollen nochmals über die letzten Wochen reden.
Pat.: Gut, vor 4 Monaten bin ich also hierher zurückgekommen.
Arzt: Gut, jetzt sind wir wieder auf der richtigen Spur.

Anmerkung: Der Arzt belohnt den Patienten ausdrücklich dafür, daß er zum anstehenden Problem zurückgefunden hat.

Pat.: Dann traf ich diesen Kerl von Schwager und meine Schwägerin, meinen Schwager und seine Frau. Wissen Sie, die wohnten in einem dreckigen Loch, so kam es mir wenigstens vor. Nun, ich wollte ihnen aus der Patsche helfen. Da habe ich einen Job bekommen, ich kriegte wieder Geld zwischen die Finger. Da konnte ich eine Wohnung mieten und habe für fast zweitausend Mark Möbel gekauft.
Arzt: Mhmm.
Pat.: Und dann sagte ich denen: ich ziehe jetzt weg.
Arzt: Haben Sie denn eine Zeitlang mit ihnen zusammengewohnt?
Pat.: Klar, sagte ich, Ihr könnt mit mir kommen, wenn Ihr wollt.
Arzt: Mhm.
Pat.: Klar, sagten die.
Arzt: Sind Sie verheiratet oder alleinstehend?

Anmerkung: Eine Zwischenfrage zur Erklärung des eben Gesagten, die den Fortgang der Erzählung des Patienten nicht stört.

Pat.: Ich bin verheiratet, aber meine Frau und ich leben getrennt, wissen Sie.
Arzt: Schon gut.
Pat.: Und, hmm ... ich sagte, Ihr könnt mit mir kommen, wenn Ihr wollt. Und das haben die auch getan. Und ich glaube, wir sind am 6. Februar umgezogen.
Arzt: Ja, in diesem Jahr?
Pat.: Jaa!
Arzt: Ja, in diesem Jahr.
Pat.: So sind wir also in diese kleine Wohnung gezogen und das ist wohl so 8 Wochen her.
Arzt: Ja.
Pat.: Gut, von diesen 8 Wochen hat diese verdammte Schwägerin doch 7 Wochen lang gesoffen. Das hat mich wieder soweit gebracht, daß ich kaum ...
Arzt: Und Ihr Schwager? Hat er auch getrunken?
Pat.: Klar, der säuft auch. Er ist Versehrter. Er lebt von seiner Rente und kriegt noch Unterstützung von der Wohlfahrt. Das ist alles, von dem sie leben.

Anmerkung: Für den Patienten ist es schwieriger, seinem Ärger über den Schwager freien Lauf zu lassen, als über seine Schwägerin zu schimpfen. Der Arzt wechselt daher kurzerhand den Gesprächsgegenstand.

Arzt: Was machen Sie eigentlich in der Maschinenfabrik?
Pat.: Ich bin Dreher. Ich bin aber in der Gewerkschaft.
Arzt: Und zu Hause trinken Sie also alle wie ein Loch?

Anmerkung: Der Arzt benützt die Ausdrucksweise des Patienten, um damit besseren Kontakt zu bekommen. Dies ist eine Art, den gesellschaftlichen Abstand zu verringern. Wenn man dabei jedoch nicht den Ton des Patienten genau trifft, kann es unecht oder spöttisch wirken.

Pat.: Und jetzt . . . .
Arzt: Und dann haben Sie auch getrunken?
Pat.: Nein!
Arzt: Ja wieso denn? Sie sagten, Sie seien Alkoholiker und behaupten jetzt, Sie hätten nicht getrunken?

Anmerkung: Der Arzt konfrontiert jetzt den Patienten mit seinen früheren Angaben und fordert ihn heraus, offen zu reden.

Pat.: Ich, ich – jetzt habe ich es hinter mir, ist doch klar? Sehen Sie, ich trinke nichts mehr. Die haben mich nur soweit getrieben, daß ich den Gestank dieser Bruchbude nicht mehr aushalten konnte und dann habe ich mir eine Flasche Kornbrand geholt.
Arzt: Gut, jetzt wollen wir mal nachdenken. Ja – was ich jetzt von Ihnen weiß ist, daß Sie von irgendwoher kamen und dann hier zur Arbeit gingen. Dann sind Sie mit Ihrem Schwager und Ihrer Schwägerin zusammengezogen.

Anmerkung: Der Arzt benutzt die Zusammenfassung als eine Art Rückkopplung. Dabei erzählt er dem Patienten, was er gehört hat, er machte ihm deutlich, daß er aufmerksam zugehört hat, daß er ein Interesse an dem Bericht hat und daß er das Wichtigste verstanden hat.

Pat.: Ja.
Arzt: Ist der Schwager mit Ihrer ersten Frau verwandt oder wie hängen Sie mit ihm zusammen?

Pat.: Ja, mit meiner ersten Frau. Er ist ihr Bruder – von meiner ersten Frau.
Arzt: Sie sind zu ihm gezogen, weil Sie ein Zuhause haben wollten und nicht mehr allein sein wollten.
Pat.: Nun, ich sagte ja, Herr Doktor, ich bin eigentlich einer, der sich sonst nur herumtreibt.
Arzt: Das haben Sie mir bisher noch nicht gesagt, es interessiert mich aber.
Pat.: Habe ich Ihnen denn nicht erzählt, daß ich ein Pennbruder bin?
Arzt: So sind Sie also Ihr Leben lang auf der Walz gewesen?
Pat.: Ich bin überall rumgekommen.
Arzt: Na ja. Vom Norden haben Sie also genug gehabt und jetzt wollten Sie in den Süden. Und da haben Sie hier haltgemacht.
Pat.: Und hier habe ich haltgemacht, denn mein Schwager hat früher hier gelebt und dieser Job war gut und da dachte ich, warum bleibst Du nicht den Winter über hier.
Arzt: Sie sind also zu diesen Leuten gezogen und haben auch gar nicht getrunken, als Sie damals eingezogen sind?

Anmerkung: Die Zusammenfassung wird hier benützt, um den Patienten auf das anstehende Problem zurückzuführen.

Pat.: Nein.
Arzt: Seit wann trinken Sie denn eigentlich?
Pat.: Seit 4 Jahren.
Arzt: Jetzt interessiert mich aber . . . .
Pat.: Nein, einen Augenblick.
Arzt: Schon gut, erzählen Sie nur weiter.

Anmerkung: Der Arzt gestattet dem Patienten, seine Sicherheit wiederzugewinnen.

Pat.: In den ganzen vier Jahren war nur eine Woche so wie jetzt.
Arzt: So.
Pat.: Einmal war ich im Suff . . . das war vor zwei oder drei Jahren und dann bin ich zur Krankenkasse gegangen, die haben mich in die Anstalt gesteckt.
Arzt: Soo.
Pat.: Wie ich rauskam, habe ich keinen Tropfen mehr angerührt.
Arzt: Ehrlich?
Pat.: Damals war mir klar, wie es weiter gehen würde.
Arzt: So.
Pat.: Ich kriegte das . . . .

Arzt: Seit damals vor zwei oder drei Jahren haben Sie nicht einen mehr getrunken?
Pat.: Nein, nicht einen Tropfen.
Arzt: Nicht mal ein Bier? Überhaupt nichts?
Pat.: Bier trinke ich nicht. Scheiße, seit sechs Jahren habe ich kein Bier mehr getrunken!
Arzt: Seit zwei oder drei Jahren haben Sie also überhaupt nichts mehr getrunken. Dann haben Sie wieder angefangen, wann war das?
Pat.: Werden wir gleich haben, heute ist doch Donnerstag.
Arzt: Mhmm.
Pat.: Samstag vor einer Woche.
Arzt: Gut, und wissen Sie auch, warum Sie damals wieder angefangen haben?
Pat.: Nun, ich habe es so verdammt satt gehabt mit denen — und dem Gestank von dem Bier die ganze Zeit.
Arzt: Das hat Sie gestört. Ihre Verwandten sind Ihnen auf die Nerven gefallen?

Anmerkung: Der Arzt lenkt die Aufmerksamkeit des Patienten auf seine Emotionen hin und spricht sie klar an.

Pat.: Und dann habe ich es satt bekommen — es ist doch alles Scheiße! Dann kannst Du Dir auch selber einen ansaufen, hab ich mir gesagt.
Arzt: Sie haben getrunken, aber was anderes hat Sie doch auch noch gestört — Schweigen — erzählen Sie ruhig weiter.
Pat.: Ach, ich weiß nicht, ich bin ja gar nicht so, Herr Doktor, ich ....
Arzt: Nun, machen Sie sich nichts draus.

Anmerkung: Ein unterstützender Zuspruch, mit Mitgefühl ausgesprochen, hilft dem Patienten.

Pat.: Ich glaube, man nennt es Melancholie.
Arzt: Ich weiß nicht, was Sie damit meinen.

Anmerkung: Diese Aussage ist ehrlich gemeint, da der Arzt nicht weiß, was der Patient unter „Melancholie" versteht. Patienten verstecken sich häufig hinter Fachausdrücken, um damit die Herstellung eines Kontaktes zu umgehen. Es ist wichtig, sie zu veranlassen, sich mit anderen Worten eindeutig auszudrücken, um Mißverständnisse zu vermeiden.

Pat.: Ist es denn nicht so?
Arzt: Das Wort ist schon richtig, aber ich weiß nicht, was Sie darunter verstehen.
Pat.: Ich meine, Sie würden es Melancholie nennen.
Arzt: Warum sagen Sie mir nicht was . . . .
Pat.: Dort in dem verdammten Puff.

Anmerkung: Beachten Sie, wie sich der Gefühlsausdruck mit primitiven Worten Luft macht.

Arzt: Ist mir schon klar, das ist ja wirklich traurig.
Pat.: (schluchzt) Jetzt scheiß ich auf alles!

Anmerkung: Zum ersten Mal gibt er seinen Zorn frei zu.

Arzt: Na, was hatten Sie denn gegen sie?
Pat.: Nun, ich hab ja versucht, denen zu helfen. Ich wollte versuchen, ob sie wieder auf die Beine kommen würden. Ich wollte sie soweit bringen, daß sie nicht von einer Auszahlung bis zur nächsten auf Pump leben müssen.
Arzt: Hmm.
Pat.: Klar?
Arzt: Ja.
Pat.: Die wollten auch den letzten Pfennig versaufen.
Arzt: Da wollten Sie also „Wohlfahrt" spielen und die wollten sich gar nicht helfen lassen.
Pat.: Ich glaube, so war es.
Arzt: Und sie wollten sich gar nicht helfen lassen.
Pat.: (lacht) Aber ich, ich will mir helfen lassen. Verflucht, deswegen kam ich ja heute hierher . . . .
Arzt: Ich glaube nicht, daß Sie verloren haben. Ich weiß nicht, muß man Ihnen denn überhaupt helfen? Das werden wir gleich haben!
Pat.: Nun ist . . . ich glaube nicht, daß ich ausgespielt habe.
Arzt: Sie sind also ganz schön böse geworden. Sie haben sich geärgert, weil Sie denen helfen wollten und die sagten: „Mach, daß Du fortkommst, wir wollen ja gar nicht aufhören zu trinken, wir wollen auch gar nicht sparen, mach Du nur Deinen Dreck alleine!" Und das hat Sie umgehauen. Die haben nicht auf Sie gehört!
Pat.: Ja, das hat mich umgehauen und dann habe ich mir einen angetrunken und schon nach dem ersten Schnaps . . . .
Arzt: Na ja.

Pat.: Das war's.
Arzt: Schon gut! Und was wollen Sie jetzt?

Anmerkung: Der Arzt versucht ein gemeinsames Ziel zu finden, damit eine Übereinkunft mit dem Patienten über die Behandlung erzielt werden kann.

Pat.: Nun.
Arzt: Ich weiß schon, Sie wollen irgendwo unterkommen und nicht mehr trinken, und dann nach dem Süden ziehen.

Anmerkung: Der Arzt hätte es vermeiden können, den Patienten zu unterbrechen, wenn er die Reihenfolge seiner beiden letzten Aussagen umgedreht hätte.

Pat.: Nein, ich will erst mal wieder nüchtern werden. Und dann möchte ich den Magen untersucht haben und wissen, was dem fehlt.
Arzt: Gut.
Pat.: Da stimmt etwas nicht in meinem Magen.
Arzt: Ja?
Pat.: Ich glaube, daß es nicht nur vom Saufen kommt!
Arzt: Und was wollen Sie dann machen, wenn die Untersuchung abgeschlossen ist?
Pat.: Warum, dann gehe ich wieder zurück und gehe wieder arbeiten.
Arzt: Gut, aber jetzt . . . .
Pat.: So mach ich's.
Arzt: Ich kann Ihnen folgendes anbieten, das ist aber auch alles. Wir können Sie nicht im Krankenhaus aufnehmen. Erstens sind alle Betten voll und zweitens sind Sie nicht krank genug. Das klingt zwar schrecklich, ich bin aber ganz froh, daß Sie nicht so krank sind. Zuerst sehen wir nach, warum Ihr Magen wehtut. Ich will gleich sehen, daß das sofort passiert, hier noch bei uns. Gut. Wenn die dann etwas finden, was stationär abgeklärt werden muß, dann wird sich das auch machen lassen. Wenn nichts ist, können wir Sie auch nicht aufnehmen. Auf alle Fälle werden Sie aber erfahren, was Ihnen fehlt, klar? Dann müssen Sie schauen, wo Sie bleiben können. Ich sehe aber wirklich noch keinen Grund, um Sie in eine Anstalt einweisen zu lassen. Wollten Sie denn das?

Anmerkung: Der Arzt gibt klar zu erkennen, wieweit er helfen kann und legt einen Behandlungsplan vor. Mit der abschließenden Frage prüft er, ob der Patient zustimmt.

Pat.: Nein, das wollte ich nicht.
Arzt: Brauchen Sie etwas, das Ihre Nerven beruhigt, damit es Sie nicht wieder umhaut?
Pat.: Ja, bitte.
Arzt: Das läßt sich machen.
Pat.: Ich brauche wirklich was zur Beruhigung.
Arzt: Ich werde Ihnen heute etwas aufschreiben. Was hat Ihnen denn immer so geholfen?
Pat.: Das weiß ich nicht.
Arzt: Haben Sie früher was versucht?
Pat.: Es hilft aber nichts ... nun ich weiß ja ....
Arzt: Nichts hilft so gut wie Alkohol, oder nicht? So geht es aber nicht weiter!
Pat.: Ich meine, ich hatte früher ... ein Arzt hat mir mal Librium gegeben, das ist das einzige, was ich noch weiß.
Arzt: Gut, das sollen Sie haben. Und was machen Sie mit Ihrem Schwager und Ihrer Schwägerin?
Pat.: Das weiß ich nicht – ob ich da nochmals hingehen soll.
Arzt: Ist es Ihre Wohnung? Haben Sie die gemietet?
Pat.: Ich habe die Wohnung gemietet. Und für die nächsten sechs Monate habe ich die Miete auch im voraus bezahlt. Und ich habe auch die Möbel gekauft.
Arzt: Warum werfen Sie die nicht einfach hinaus, wenn Sie die nicht in Ihrer Wohnung haben wollen und bleiben dann allein dort?
Pat.: Wie? Könnten Sie denn einen Versehrten rauswerfen?
Arzt: Sie sind ja auch durchgekommen, ehe Sie kamen (eine Konfrontation).
Pat.: Nun ja, da haben sie auch in einem dreckigen Loch gewohnt.
Arzt: Das verstehe ich nicht.
Pat.: Ich habe doch versucht, ihnen zu helfen. Der Fußboden ist doch in dem anderen Haus durchgebrochen.
Arzt: Einen Augenblick, ich habe noch eine ganze Menge Leute wie diese. Wollen Sie sich nicht auch um die kümmern?
Pat.: Nein.
Arzt: Ich kenne etwa fünfhundert oder sechshundert Familien.
Pat.: Ich konnte es einfach nicht mit ansehen, so bin ich weggegangen.
Arzt: Was machen Sie jetzt?
Pat.: Ich gehe wieder dahin und dann gehe ich zur Arbeit.
Arzt: Jaaa, aber dann sind Sie wieder gefangen. Ihr Schwager und Ihre Schwägerin leben in einer Wohnung, für die Sie Miete bezahlen.
Pat.: Ja.
Arzt: Und Sie halten es nicht mehr aus, mit ihnen zusammenzuleben.
Pat.: Ich kann es nicht mit ansehen, wie die leben (lacht).

Arzt: Ja, was nun? Dann trinken Sie halt einen, nicht wahr? Wenn Sie einen getrunken haben, dann vergessen Sie die ganzen Schwierigkeiten. Was Sie einfach machen müßten, wäre, ihnen in den Hintern zu treten. Dann könnten Sie wieder in Ihre eigene Wohnung einziehen und zur Arbeit gehen. Das wollten Sie doch am liebsten!

Anmerkung: Eine Wiederholung der vom Patienten ausgedrückten Gefühle.

Pat.: Da haben Sie den Nagel auf den Kopf getroffen, verdammt nochmal Herr Doktor, genau auf den Kopf.
Arzt: Was werden Sie machen?
Pat.: Ich glaube, ich gehe mal die Straße runter.
Arzt: Und dann was, weglaufen? (eine Konfrontation).
Pat.: Das habe ich in den letzten 12 Jahren immer so gemacht.
Arzt: Wenn also die Schwierigkeiten zu groß werden, dann rennen Sie davon oder Sie besaufen sich. Das sind zwei Arten des Davonrennens, entweder trinken oder richtig weglaufen, ja? Und jetzt wollen Sie die Miete für sechs Monate zum Fenster rauswerfen?
Pat.: Vielleicht rühre ich wieder vier Jahre lang keinen Tropfen an.
Arzt: Es kann sein, aber wie ist es mit der Miete für das halbe Jahr, die Sie schon im voraus bezahlt haben?
Pat.: Verrückt? Was ist schon eine Mark, was ist schon Geld?
Arzt: Warum werfen Sie die beiden nicht einfach raus und ziehen in Ihre Wohnung?
Pat.: Was ist schon eine Mark?
Arzt: Jetzt weichen Sie meiner Frage aus!
Pat.: Mark? Geld?
Arzt: Sie weichen meiner Frage aus!
Pat.: Nun, auch Sie weichen meiner Frage aus!

Anmerkung: Dieses Gespräch könnte leicht feindselig werden, beachten Sie aber, wie das Arzt-Patienten-Verhältnis solch eine Belastung aushalten kann.

Arzt: Was ist schon eine Mark?
Pat.: Was ist schon eine Mark?
Arzt: Hundert Pfennige und die sind jetzt etwa 16% weniger wert als vor 2 Jahren.

Anmerkung: Der Arzt beantwortet die Frage mit einem Scherz, um die Spannung zu verringern und den Patienten für sein Selbstbewußtsein zu belohnen.

Pat.: Noch sehr viel weniger als das (lacht bei diesen Worten).

Anmerkung: Das Lachen zeigt die Entladung einer Spannung an, die sich während des vorangegangenen feindseligen Dialogs entwickelt hat.

Arzt: Jetzt antworten Sie mir aber.
Pat.: So ist's. Mein ganzes Leben habe ich das Geld weggeworfen.
Arzt: Das glaube ich sofort. Wann werden Sie denn mal etwas Schlaues tun und an sich selbst denken?

Anmerkung: Eine Konfrontation, die zum Teil sagt „Sei ein Mann!" und gleichzeitig ausdrückt, daß er ein wertvoller Mensch sei, der im Leben mehr verdient habe. Beachten Sie, daß der Arzt genügend anpassungsfähig war und nicht auf einer sofortigen Antwort auf seine Frage bestanden hat.

Pat.: Nun, ich glaube . . . .
Arzt: Nun, glauben Sie denn, daß Sie denen wirklich helfen? Was passiert, wenn Sie weggehen und die Miete verbraucht ist?
Pat.: Ich glaube, das ist es ja. Ich habe niemals was für mich getan.

Anmerkung: Der Patient reagiert immer noch auf den früheren Hinweis, er perseveriert.

Arzt: Ausgenommen, wenn Sie sich aus dem Staub gemacht haben.
Pat.: Hören Sie, 1958 habe ich hier gewohnt, damals hatte ich eine Wohnung.
Arzt: Ich will jetzt nicht über 1958 mit Ihnen reden, ich muß über jetzt reden. Was passiert, wenn die sechs Monate um sind und die Miete aufgebraucht ist?

Anmerkung: Jetzt lenkt er das Gespräch auf den Gegenstand, den der Patient vermeiden will.

Pat.: Ich habe mal einen Bauernhof gehabt.
Arzt: Nein, wissen Sie! Wollen Sie jetzt damit anfangen! Da müssen Sie sich schon einen anderen Zuhörer suchen, vielleicht einen, der mit Ihnen an einer Theke steht. Der wird mit Ihnen über 1958 oder auch 1923 reden, solange Sie ihm sein Bier bezahlen. Das hilft Ihnen jetzt nichts, aber auch gar nichts, wenn Sie über 1958 oder aber auch über 1937 reden.

Pat.: Das war's ja, wissen Sie, damals bin ich wirklich ein Säufer geworden, ein richtiger Alkoholiker.
Arzt: Das ist vorbei, da können wir jetzt nichts mehr dran ändern. Nur an dem, was jetzt im Augenblick ist, können wir noch was tun. Mit 1958 können wir gar nichts mehr anfangen.
Pat.: Gut.

Anmerkung: Der Patient ist jetzt bereit, der Aufforderung des Arztes Folge zu leisten.

Arzt: Was passiert, wenn die Miete für Ihren Schwager und Ihre Schwägerin nicht mehr bezahlt wird und die sechs Monate um sind? Was passiert denen dann?
Pat.: Ach, dann werden sie schon zahlen. Dann schreibt er halt einen Scheck aus.
Arzt: Aber wird es dann nicht wieder so weit kommen, wie mit der letzten Wohnung?
Pat.: Und ach .... Ja, wahrscheinlich wird es so sein.
Arzt: Gut, gut, soll ich Sie das dann wissen lassen, damit Sie zurückkommen können und Sie die beiden wieder retten können?
Pat.: (lacht) Nein.
Arzt: Warum nicht? Sie sind nur verträglich, wenn Sie ein Einsehen haben, aber Sie sind gar nicht gutmütig, wenn Ihnen was fehlt. Wie können Sie nur so ein gemeiner Kerl sein und davonrennen und die im Stich lassen? Wäre es nicht besser, Sie würden die für den Rest Ihres Lebens aushalten?
Pat.: Nein.
Arzt: Was ist denn jetzt mit Ihnen los. Sie sind ja wirklich ein fieser Kerl.
Pat.: (lacht) Sie Schurke, Sie. Jetzt versuchen Sie ....
Arzt: Hören Sie auf, geben Sie auf.
Pat.: ... was anderes draus zu machen. Ja, ja.
Arzt: Hören Sie auf, geben Sie auf. Entweder Sie kümmern sich um die, oder Sie kümmern sich nicht um sie. Wie kann man denen davonrennen?

Anmerkung: In diesem Abschnitt des Gespräches konfrontiert der Arzt den Patienten aggressiv mit der Vorhaltung, daß er in Wirklichkeit seinen eigenen Wünschen nachgehe, wenn er seinem Schwager hilft. Der Arzt benützt dazu eine übertriebene Darstellung des Verhaltens des Patienten.

Pat.: Sie, ach ... jetzt wollen Sie ein Tier aus mir machen, nicht wahr?

Arzt: Nein, ich versuche eben einen Menschen aus Ihnen zu machen, jetzt sind Sie ein Tier.
Pat.: Gut.
Arzt: Sie haben getrunken, sind davongerannt, anstatt der Gefahr ins Auge zu sehen.
Pat.: Das muß ich zugeben.
Arzt: Ich möchte wissen, wie Sie sich vorstellen, denen etwas Gutes anzutun. Sie sitzen in Ihrem Haus, saufen wie die Löcher, werden immer mehr böse auf Sie und dann haben Sie noch nicht den Mut, ihnen das zu sagen.
Pat.: Das ist es ja, ich habe einfach nicht den Mumm dazu.
Arzt: Das nennen Sie dann, sich wie ein Tier benehmen! Wenn Sie zu ihnen gehen würden und sagen würden: „Ihr seid ja alle Säufer, ich will jetzt nichts mehr trinken und will auch nicht . . ., wollt Ihr denn in meiner Wohnung bleiben?"
Pat.: Ich habe einfach nicht den Mut, ihnen das zu sagen.
Arzt: Sie wollen in diesem Haus wohnen? Gut, bleiben Sie in dieser Wohnung, aber Sie müssen mit dem Trinken aufhören. Wenn Sie in Gefahr geraten, weiter zu trinken, dann müssen Sie ausziehen. Nennen Sie das, „sich wie ein Tier benehmen"? Das hängt ganz von Ihnen ab. Leben Sie so, wie Sie es wollen. Noch was zum Schluß?
Pat.: Ja, glauben Sie, ich habe Ihnen damit geholfen (zeigt auf die Fernsehkamera)?
Arzt: Geholfen?
Pat.: Ja, bei Ihren Untersuchungen geholfen?
Arzt: Das weiß ich nicht, ich möchte dies auch einigen anderen Kollegen zeigen (zeigt auf das Fernsehgerät). Ich weiß nicht.
Pat.: Ich will Ihnen was sagen.
Arzt: Wissen Sie, wie ich es erfahren kann? Sie rufen mich an . . . . Welchen Tag haben wir heute, Freitag?
Pat.: Ja, nein, nein, heute ist Donnerstag.
Arzt: Vielen Dank für die Hilfe, – Freitag – Samstag – Sonntag. Das sind alles schlechte Tage für Alkoholiker. Wochenende, keine Arbeit, nichts zu tun.
Pat.: Ja.
Arzt: Wenn Sie mich am Montag anrufen, ganz nüchtern und sagen: „Ich bin bei der Arbeit, jetzt habe ich Mittagspause, ich habe mit denen gesprochen, sie ziehen jetzt aus" oder „Ich habe mit denen gesprochen und jetzt hören sie auf zu trinken", dann weiß ich es. Jetzt weiß ich noch nicht, ob ich Ihnen überhaupt geholfen habe oder ob Sie mir irgendwie geholfen haben. Aber am Montag, wenn Sie mich irgendwann am Montag anrufen und sagen: „Ich trinke jetzt nicht mehr, ich

bin ganz nüchtern, ich bin jetzt zurück in meiner Wohnung. Die zwei sagten, sie wollten nicht mit dem Trinken aufhören, bis .... Gut, sagte ich, aber dann raus .... Ich bin nämlich auch ein Alkoholiker und ich kann es nicht ausstehen, wenn andere um mich herum trinken. Ich bin Alkoholiker, ich kann Euch deshalb nicht in meiner Wohnung haben, wenn Ihr weitertrinkt". Das ist genauso, wie wenn man einem Säufer eine Flasche vor die Nase stellt, und genauso ist das. „Wenn Ihr weiter trinkt, kann ich Euch nicht in meiner Wohnung brauchen. Im Grunde habe ich nichts dagegen, wenn Ihr trinkt, wenn Ihr das in Euren eigenen vier Wänden tut. Aber ich kann es nicht ausstehen, wenn Ihr mit mir zusammenwohnt, in meiner Wohnung, die ich bezahlt habe, wenn Ihr weitertrinkt. Es tut mir leid, aber ich muß Euch bitten, hier auszuziehen oder mit dem Trinken aufzuhören." Und wenn Sie das alles gemacht haben, dann werde ich wissen, daß Sie mir geholfen haben. Dann werde ich ganz froh sein, daß ich mit Ihnen reden konnte.

Pat.: Gut, mein Gott, ich sage Ihnen ja ... das war das beste Gespräch heute, seit langem (fängt an zu weinen).

Arzt: Und ich glaube auch, daß Sie das zu schätzen wissen. Am liebsten möchten Sie jetzt wieder heulen, nicht wahr?

Pat.: Ja (schluchzt).

Arzt: Das verstehe ich. Ich hoffe, daß es Ihnen auch so viel geholfen hat, wie Sie es jetzt empfinden. Lassen Sie mich noch etwas sagen – vielleicht – gut! Ich glaube nicht – machen Sie nur weiter und heulen Sie sich aus – heute ist es ja in Ordnung, nehmen Sie Ihr Taschentuch und heulen Sie, verdammt nochmal!

Pat.: Es tut aber so weh.

Arzt: Es hilft Ihnen nichts, wenn Sie das verbergen wollen, es bleibt in Ihnen drin, das wissen Sie doch.

Pat.: Trotzdem tut es weh.

Arzt: Weinen Sie ruhig. Nehmen Sie ein Taschentuch und heulen Sie weiter.

Pat.: Ich schäme mich gar nicht, jetzt zu weinen.

Arzt: Ich wünsche Ihnen nur eins, daß Sie sich selbst wieder mögen und daß Sie nicht die Leute bezahlen müssen, damit sie Sie gerne haben.

Pat.: Nun, ich ... ich will mir die Leute doch nicht kaufen.

Arzt: Ich glaube schon, daß Sie das tun. Aber ich glaube auch nicht, daß Sie das nötig haben, Sie sind doch ein recht netter Kerl, viel zu nett, um sich die Leute kaufen zu müssen.

Pat.: Danke, Herr Doktor.

Bei dem Patienten wurde noch die Diagnose einer alkoholischen Gastritis gestellt und dann wurde er mit entsprechenden Medikamenten nach Hause geschickt. Wie beim Schluß des Gespräches vorgeschlagen, hat er am folgenden Montag zur Mittagszeit angerufen. Er war nüchtern und hatte auch eine neue Arbeit gefunden, war aber noch etwas unsicher, wie sich die Lage mit seinem Schwager lösen würde. Doktor R. konnte den Patienten nicht weiter verfolgen, da er weiterzog. Angesichts der Tatsache, daß der Arzt manchmal sehr direkt, bestimmt und konfrontierend, aber immer ehrlich war, ist es wert zu erwähnen, daß der Patient das Gespräch als warm und anerkennend gefunden hat.

Fall 3:

Frau König – Ein Eheproblem

Das im Folgenden wiedergegebene Gespräch fand während einer poliklinischen Sprechstunde von Doktor R. E. Froelich statt und wurde dabei aufgezeichnet. Die Patientin ist eine 27jährige Krankenschwester, die seit fünf Jahren verheiratet ist und die zwei Kinder im Alter von drei Jahren sowie zehn Monaten hat. Sie sucht den Arzt wegen Gewichtsabnahme auf. Wenige Minuten nach Beginn der Anamneseerhebung, während der die Patientin ihre gegenwärtigen Beschwerden wie Gewichtsabnahme, Appetitlosigkeit, Müdigkeit und Depressionen beschrieben hat, findet der folgende Dialog statt, der Arzt ist gerade dabei, das Verhältnis der Patientin zu ihrem Mann aufzuhellen, um daraus ihre Beschwerden erklären zu können.

Arzt: Wie ist das Verhältnis zwischen Ihnen und Ihrem Mann?
Pat.: Es besteht überhaupt keine Verbindung mehr zwischen uns beiden. Ich meine, sogar nicht mal mehr eine Diskussion. Es ist schwierig, mit Gerd irgend ein Problem zu diskutieren, finde ich. Er ist sehr engstirnig und nimmt keinen Vorschlag an. Es ist sowieso schwierig, an ihn heranzukommen.
Arzt: Was würden Sie sagen, wie lange dies schon so ist?
Pat.: Ach, ich würde sagen, etwa seit einem Jahr. Vielleicht auch schon etwas länger.
Arzt: Mmm, und während dieser ganzen Zeit konnten Sie nicht mit ihm reden? – Pause – Konnten Sie überhaupt nicht mit ihm reden?
Pat.: Da haben Sie es getroffen, denn so lange wie wir schon verheiratet sind, war es schwierig, überhaupt etwas mit Gerd zu diskutieren. Ich meine, es ist ihm einfach nicht möglich, die Ansicht oder die Überzeugung eines anderen gelten zu lassen.
Arzt: Ohh, wie ist er denn zu Hause?
Pat.: Müde! Gewöhnlich kommt er heim, haut sich hin, schaut das Fernsehen an oder liest die Zeitung oder eine Illustrierte. Er ist einer von denen, die zu Hause nichts mehr tun. Er liest die Zeitung und dann ist es Schluß. Das und dann noch Fernsehen.
Arzt: Machen Sie überhaupt etwas zusammen?

Pat.: Nein, so richtig eigentlich nicht. Sein Hobby ist Autorennen. Da gehe ich halt mit, weil es ihn interessiert. Es kommt kaum vor, daß die ganze Familie etwas zusammen unternehmen kann. Ich mache viel in der Kirche und er geht überhaupt nicht in die Kirche. Dabei macht er viel beim Motorsportclub, da kann ich wieder nicht mitmachen. Ich muß sagen, daß es eigentlich nichts gibt, was wir zusammen unternehmen.
Arzt: Jeder geht seine eigenen Wege, wie zwei Untermieter bei einer Wirtin.
Pat.: (unterbricht) So ist es etwa ... (die Patientin hätte sicher noch weitergeredet, wenn der Arzt nicht darauf bestanden hätte, seine Fragen fortzusetzen).
Arzt: Wie sind die ehelichen Beziehungen geworden, ich meine Geschlechtsverkehr?
Pat.: Da ist überhaupt nichts mehr, wenn man so gar keinen Kontakt mehr hat und wie Sie sagen, führen wir beide ein völlig getrenntes Leben.
Arzt: Dann gibt es also keine sexuellen Beziehungen mehr?
Pat.: Ganz wenig.
Arzt: Und wie war es denn in der Zeit vor dem letzten Jahr?
Pat.: Es wird von Jahr zu Jahr schlimmer. Meiner Ansicht nach, weil der Kontakt fehlt und außerdem, weil er wenig Interesse an zu Hause hat.

Frage: Welche Art der Erwiderung würden Sie verwenden, um herauszubekommen, welches Verhältnis die Patientin zum Geschlechtsverkehr hat (Freude, Befriedigung, Beunruhigung oder was sonst?).

Meine Antwort

Antwort: Direkte Frage, vorausgesetzt, daß damit keine Antwort suggeriert wird.
Katalogfrage.
Offene Frage.

Frage: Fertigen Sie für jede Art der Erwiderung eine Frage an.

Meine Antwort

Antwort: Direkte Frage: Freuen Sie sich auf den Verkehr mit Ihrem Mann?
Katalogfrage: Verfolgen Sie den weiteren Fortschritt des Gespräches.
Offene Frage: Wie reagieren Sie auf sexuelle Beziehungen?

Arzt: Wenn Sie sexuelle Beziehungen haben, können Sie das genießen, ist es etwas, das Sie eben erdulden, sind Sie davon unberührt oder wie ist das?
Pat.: Na ja, ich für meinen Teil würde sagen, daß ich es jetzt eben über mich ergehen lasse.
Arzt: Und er?
Pat.: Das weiß ich nicht. Ich glaube im Augenblick toleriert er es auch.

Anmerkung: Man kommt dem Verständnis der Beziehungen zwischen zwei Menschen näher, wenn man in Erfahrung bringen kann, wer von beiden die sexuelle Aktivität einleitet.

Frage: Wie würden Sie jetzt fragen? Schreiben Sie Ihre Frage nieder!

Meine Antwort

Antwort: Lesen Sie die Frage des Arztes.

Arzt: Nun, wer fängt denn damit an bei Ihnen?
Pat.: Ich würde sagen, wir beide, aber eigentlich fängt er meistens damit an.
Arzt: Wie war denn das, als Sie jung verheiratet waren?
Pat.: Genau entgegengesetzt.

Frage: Wissen Sie, was die Patientin damit meint? Will sie damit sagen, daß sie am Beginn ihrer Ehe der Teil war, der mit den sexuellen Aktivitäten begonnen hat? Verfassen Sie eine Frage, die die letzte Antwort der Patientin klarstellt.

Meine Antwort

Antwort: „Genau entgegengesetzt?" (eine Reflexion).
„Ich verstehe nicht, entgegengesetzt?"
„Da komme ich nicht mit."
Vergleichen Sie die Frage des Arztes.

Arzt: Damit meinen Sie . . . .
Pat.: Anfangs war es sehr häufig. – Pause –
Arzt: Und?

Pat.: Wir hatten beide unsere Freude dran und meistens hat er damit angefangen.
Arzt: Wie lange waren Sie verheiratet, als Ihr erstes Kind auf die Welt kam?

Anmerkung: Dieser scheinbare Wechsel des Themas wurde vorgenommen, da der Arzt herausfinden wollte, ob die Schwangerschaft ein wesentlicher Faktor war, der die Beziehungen verändert hat.

Pat.: Zwei Jahre.
Arzt: Haben sich Ihre Beziehungen danach verändert?
Pat.: Nicht besonders.

Anmerkung: Die Patientin berichtet, daß sie kurz vor der zweiten Schwangerschaft drauf und dran gewesen war, ihren Mann zu verlassen. Sie beschloß jedoch, bei ihrem Ehemann zu bleiben, da sie es zu schwierig fand, allein mit zwei Kindern zu leben. In einer späteren Phase des Gespräches fand bei der systematischen Anamneseerhebung folgender Dialog statt:

Arzt: Wie ist es jetzt mit Ihrer Periode?
Pat.: Moment, die Perioden kommen im Abstand von 30 oder etwa 32 Tagen.
Arzt: Und wie stark?
Pat.: Ganz wenig.
Arzt: Und wie lange dauert eine Periode?
Pat.: Na, so etwa 4 Tage.
Arzt: In welchem Alter hat Ihre Periode eingesetzt?
Pat.: Mit 13 Jahren.
Arzt: Wie alt waren Sie, als Sie erstmals schwanger waren?
Pat.: Damals war ich 20 Jahre alt.

Frage: Ein schnelles Kopfrechnen ergibt, daß die Patientin 22 Jahre alt war, als sie geheiratet hat. Wie können Sie mehr über diese Schwangerschaft in Erfahrung bringen? Verfassen Sie Ihre weitere Frage.

Meine Antwort

Antwort: „Waren Sie damals verheiratet?" (diese Frage kann wegen der gesellschaftlichen Konventionen einen unnötigen Druck auf die Patientin ausüben, außerdem können Sie den Eindruck hervorrufen, verurteilen zu wollen).

„Das war vor Ihrer jetzigen Ehe?"
Der urteilende Charakter dieser Frage ist nicht ganz so ausgeprägt. Wenn sie in sachlichem Ton gestellt wird, kann sie eine völlig neutrale Bedeutung haben.

Arzt: War das vor Ihrer jetzigen Ehe?
Pat.: Ja.

Frage: Was müssen Sie von dieser Schwangerschaft wissen, um die gegenwärtigen Anpassungsschwierigkeiten der Patientin zu verstehen?

Meine Antwort

Antwort: Die Umstände, unter denen es zur Schwangerschaft kam, die Folgen (Eheschluß, Abtreibung, Entbindung und Adoption) und die Einstellung der Patientin zu diesen Ereignissen jetzt, sieben Jahre danach.

Frage: Verfassen Sie die Frage, mit der Sie das Gespräch fortsetzen würden und vergleichen Sie diese mit der des Arztes.

Meine Antwort

Arzt: Wie war das damals?
Pat.: Der Vater des ersten Kindes war ein Freund, mit dem ich ein Jahr lang ab und zu einmal ausging. In der Nacht davor war ich nach Hause gegangen — Pause — das war im Januar und im Juli darauf sollte die Abschlußprüfung im Schwesternkurs sein (die Augen der Patientin füllen sich mit Tränen). Zu unserem Haus war es mehr als zwei Kilometer vom Krankenhaus. Ich bin die Strecke zu Fuß gegangen, da ich kein Geld mehr hatte. Ich ging nach Hause um zu versuchen, von meinem Vater etwas Geld zu bekommen. Ich weiß nicht mehr genau, wie alles war, aber Papa und ich haben zusammen abgespült und uns dabei unterhalten. Er wollte wissen, was ich nach meinem Examen vorhatte. Ich sagte ihm, daß ich gerne meine Ausbildung fortsetzen würde. Er fragte mich, wieviel ich meiner Ansicht nach brauchen würde. Ich sagte ihm, ich würde wahrscheinlich tausend bis zwölf-

hundert Mark benötigen. Erna, meine Stiefmutter kam dazu und sagte, daß sie mir nichts mehr für meine weitere Ausbildung geben wollten. Ich drehte mich um und gab ihr zurück, daß ich nicht sie um Hilfe angegangen hätte. Das war das erste Mal, daß ich ihr widersprochen habe. – Pause – Das gab einen großen Streit, den ganzen Abend lang, zwischen ihr und Papa. Ich weiß nicht mehr genau, um was sie sich alles gestritten haben, kann mich aber noch genau erinnern, daß ich mich noch niemals so einsam und verlassen gefühlt habe. – Pause – Egal, am nächsten Abend hatte ich mich mit meinem Freund verabredet. Wir gingen zusammen aus, zuerst zum Abendessen und dann zum Tanz. Ich fing an, zu trinken und ich glaube, es war das erste Mal in meinem Leben, daß ich etwas zu viel getrunken hatte. Es ging eben alles etwas zu weit. Danach habe ich ihn nie wieder gesehen. Ich hatte ihm gesagt, daß ich ihn nie mehr sehen wollte.

Arzt: Haben Sie ihm das am nächsten Tag gesagt?
Pat.: Nein, in der Nacht noch.

Frage: Verfassen Sie eine Antwort, mit der Sie die Einstellung der Patientin zum Vater ihres Kindes erforschen.

Meine Antwort

Antwort: Vergleichen Sie jetzt, was Sie geschrieben haben mit der Frage des Arztes.

Arzt: Bis dahin hatten Sie aber eine gute Meinung von ihm?
Pat.: Oh ja, ich hatte ihn sehr gerne. Ich habe zwar nicht sehr viel von ihm gewußt. Er war aber ein Kerl, den man gerne haben konnte. Er mußte aus einer sehr reichen Familie kommen. Er war Versicherungsvertreter. Ich habe mir damals nicht so viele Gedanken darüber gemacht, er hatte einen großen Mercedes mit viel Chrom dran, was mir damals aber gar nichts bedeutete. Er hatte mich oft gefragt, ob ich ihn heiraten wollte, aber ich habe ihn nur ausgelacht.
Arzt: War er viel älter als Sie?
Pat.: Ja, ich weiß zwar nicht genau, wie alt er wirklich war. Darüber war ich mir nie ganz im klaren.

Frage: Was möchten Sie jetzt wissen?

Meine Antwort

Antwort: Was mit der Schwangerschaft wurde?

Aufgabe: Schreiben Sie Ihre Antwort nieder, ehe Sie weiterlesen.

Meine Antwort

Arzt: Wie ging es dann mit der Schwangerschaft weiter?
Pat.: Ich glaube, es war 42 Tage vor der Abschlußprüfung, als wir zur ärztlichen Untersuchung mußten. Der Schularzt tastete meinen vergrößerten Uterus. Er sagte mir, er müsse es der Schulleitung melden. Ich bettelte, es nicht zu melden, da ich sonst rausfliegen würde. Aber er sagte, daß er das doch mit der Leiterin besprechen müsse, und zu meiner Überraschung flog ich nicht. Ich wußte nicht, was ich hätte machen sollen. Die Schulleiterin brachte mich in einem anderen Krankenhaus unter. Meine Angehörigen wußten nicht, daß ich schwanger war. Nach dem Schulabschluß und dem Schwesternexamen fing ich gleich mit der Arbeit an. Anfangs war es ziemlich hart, denn es gab nur einmal im Monat Geld. Ich habe die ganze Zeit gearbeitet, sogar Überstunden gemacht bis zum Tag vor der Geburt des Kindes und 9 Tage später war ich schon wieder bei der Arbeit. Ich habe dann noch etwa einen Monat weitergearbeitet.

Frage: Diese Erzählung wird stockend hervorgebracht, von Tränenausbrüchen und starken emotionellen Reaktionen unterbrochen. Wie würden Sie sich verhalten?

Meine Antwort

Antwort: Es ist ganz richtig, etwas Verständnis, Anteilnahme und Beistand zu zeigen.

Frage: Verfassen Sie eine Antwort, die Verständnis und Beistand (Empathie) ausdrückt.

Meine Antwort

Antwort: Vergleichen Sie Ihre Antwort mit den folgenden:
„Das war nicht leicht ohne Unterstützung von Ihren Angehörigen."
„Da mußten Sie mit 20 Jahren allerhand alleine durchstehen!"
Verfolgen Sie die Fortsetzung der Anamneseerhebung durch den Arzt.

Arzt: Sie sind anscheinend ganz gut ohne Hilfe von zu Hause durchgekommen. Wie war es mit der Entscheidung über die Zukunft des Kindes? Wurde Ihnen die abgenommen, haben Sie bei der Entscheidung mitgeholfen oder wie war das?

Pat.: Nein, ich habe die Entscheidung selbst getroffen. Ich habe mit vielen Leuten darüber geredet. Dann kam ich zu dem Entschluß, daß es das Beste sei, das Kind fortzugeben.

Arzt: Wie ist heute Ihre Einstellung dazu?

Pat.: Ich bin mir immer noch nicht ganz klar darüber. Damals kam es mir als der schwerste Entschluß meines Lebens vor, mich einfach umzudrehen und von dem Kind wegzugehen.

Anmerkung: An dieser Stelle kann der Arzt entweder die innere Einstellung weiter explorieren, oder aber das Gespräch auf weniger emotionell beladene Dinge führen. Bei einem therapeutischen Gespräch würde man die innere Einstellung entweder mit einer Reflexion oder mit einem Ausdruck der Empathie weiter verfolgen. Bei einer Anamneseerhebung, bei der es darauf ankommt, konkrete Unterlagen zu bekommen, kann das Thema wie folgt gewechselt werden:

Arzt: War es ein Junge oder ein Mädchen?
Pat.: Es war ein Mädchen.
Arzt: Wie alt ist sie jetzt?
Pat.: Sie wird sieben.
Arzt: Wissen Sie, wer sie adoptiert hat?
Pat.: Nein, ich habe keine Ahnung.
Arzt: Keine Ahnung?
Pat.: Nein, keine Ahnung. Aber ich glaube schon, daß die Schwestern eine nette Familie für sie gesucht haben. Ich habe aber auch einmal gehört, daß der Arzt, der mich entbunden hat, sie wollte. Ich weiß aber nicht, was aus ihr wurde. Ich habe auch nie versucht, etwas darüber zu erfahren.

Frage: Verfassen Sie eine Erwiderung, um herauszubekommen, welche Einstellung die Patientin jetzt zu dieser Schwangerschaft hat. Vergleichen Sie diese mit der des Arztes.

Meine Antwort

Arzt: Denken Sie jetzt noch öfters daran?
Pat.: Darauf kann ich tatsächlich keine Antwort geben, denn ich weiß nicht, ob ich von allein daran dächte. Aber Gerd kann so grausam sein, ständig wirft er es mir vor.
Arzt: Dann haben Sie ihm also von dem Kind erzählt?
Pat.: Ja.

Anmerkung: Viele Ärzte glauben, man brauche eine besondere Technik, um die Anamnese über das Sexualleben zu erheben. Wie aber soeben demonstriert wurde, genügen die in diesem Buch erlernten Techniken, um auch dieses Thema wirksam mit dem Patienten besprechen zu können.

Die Kenntnisse des Sexualverhaltens eines Patienten sind für das Verständnis seiner intimen und persönlichen Einstellung von Nutzen. Es kann sein, daß der Patient seine innere Einstellung so gut abdeckt, daß sie aus keiner anderen Verhaltensweise erkenntlich wird. Die Kenntnisse über das Sexualverhalten helfen dem Arzt bei der Erstellung der Diagnose und bei der Aufstellung des Behandlungsplans.

Das Sexualverhalten zwischen zwei Menschen stellt eine Fortsetzung ihrer zwischenmenschlichen Beziehungen im täglichen Umgang dar. Während des Sexualaktes kann jede Art von Gefühl, die es beim Menschen überhaupt gibt, zum Ausdruck kommen: Die Beziehungen können von extremster Zärtlichkeit bis zu grobem Sadismus reichen.

Fall 4:
Herr Höfer – Ein ängstlicher Patient

Herr Michael Höfer ist 27 Jahre alt, Rechtshänder und hat durch einen Betriebsunfall in einer Fleischfabrik vor 4 Wochen einen komplizierten Oberarmbruch erlitten. Durch die Fraktur des rechten Humerus wurde der Nervus radialis verletzt. Sie haben die ambulante Nachbetreuung übernommen. Dadurch sind Sie mit seinen Verhältnissen vertraut. Zur Zeit ist er krank geschrieben, da er ein Gefühl der Taubheit in der rechten Hand angibt und behauptet, nicht arbeiten zu können. Er sagt, „er könne seine Hand nicht mehr so gut gebrauchen, wie früher".

1. *Arzt:* Herr Höfer, wo fehlt es heute?
   Pat.: Sie wissen ja, Herr Doktor, ich habe immer noch Schwierigkeiten mit dieser Hand, ich kann sie immer noch nicht richtig benutzen.

Anleitung: Wählen Sie die Ihrer Ansicht nach richtige Antwort aus und fahren Sie dann im Text mit dieser Antwort fort. Haben Sie das von den Autoren bevorzugte Antwortverhalten ausgewählt, fahren Sie unmittelbar mit dem Gespräch fort. Sollten Sie aber eine falsche oder nicht gewünschte Antwort ausgewählt haben, werden Sie entweder auf einen neuen Versuch oder unmittelbar auf die von den Autoren vorgeschlagene Antwort verwiesen. Manche Leser möchten aber auch gerne alle Kommentare zu den falschen Antworten lesen. Dagegen ist nichts einzuwenden.

Arzt: A. Sie haben immer noch Schwierigkeiten?
   B. Wo sitzt es denn?
   C. Was können Sie denn mit Ihrer Hand nicht mehr machen?
   D. Was können Sie mit Ihrer Hand machen?

Meine Wahl

Antwort A: *Arzt:* Sie haben immer noch Schwierigkeiten?
Pat.: Ja, es ist jeden Tag das gleiche, ich fasse etwas an und dann wird es schlimmer. Ich weiß gar nicht, was das ist.

Hinweis: Durch diese Reflexion könnte der Patient den Eindruck bekommen, daß Sie sich nicht über seinen Besuch freuen oder daß Sie sein Wiederkommen nicht erwarten. Glücklicherweise hat der Patient dies — zumindest oberflächlich — übergangen.

Arzt: Inwiefern wird es schlimmer, wenn Sie etwas tun?
Pat.: Manchmal kann ich die Hand ziemlich gut benutzen und dann kommt es wieder soweit, daß ich sie gar nicht mehr benutzen kann.
Arzt: Wie ist es denn . . . .
Pat.: Es sieht so aus, als ob sie eine Zeitlang nicht mehr funktionieren würde, es ist, als wenn ich sie einfach nicht mehr dazu bringen würde, das zu tun, was ich von ihr will.
Arzt: Was für ein Gefühl haben Sie denn dann in Ihrer Hand?
Pat.: Nun, ein taubes Gefühl, wie wenn man ein Stück Gefrierfleisch zu lange in der Hand hält, wissen Sie.
Fahren Sie fort unter Nummer zwei.

Antwort B: *Arzt:* Wo sitzt es denn?
Pat.: Ach wissen Sie, wie gewöhnlich in meiner rechten Hand.

Hinweis: Ihre Frage ist zu speziell. Lassen Sie dem Patienten eine größere Freiheit. Respektieren Sie, was er für wichtig hält. Machen Sie noch einen Versuch.

Antwort C: *Arzt:* Was können Sie denn mit Ihrer Hand nicht mehr machen?
Pat.: Eine ganze Menge. Ich kann mein Hemd nicht mehr zuknöpfen, ich kann nicht mehr richtig schreiben und all so was.

Hinweis: Sie führen den Patienten sehr stark auf die offenkundigen Beschwerden hin. Sie sind zwar an diesen Beschwerden interessiert; vor dem Hintergrund eines Rentenantrages müssen Sie aber auch die in den Angaben verborgen enthaltenen Schwierigkeiten im Auge behalten. Machen Sie einen neuen Versuch.

Antwort D: *Arzt:* Was können Sie mit Ihrer Hand machen?
Pat.: Nun, essen geht ganz gut und auch schreiben, wenn's nicht viel ist – ich kriege aber meine Knöpfe nicht mehr richtig zu und kann auch keine feine Arbeit mehr machen.
Arzt: Wird es denn überhaupt besser?
Pat.: Das Gefühl, als sei die Hand gefroren, vergeht auch mal wieder und dann kann ich die Hand auch wieder etwas mehr gebrauchen. Aber bald darauf scheint es, als ob ich sie überhaupt nicht mehr gebrauchen könnte. Anscheinend kriege ich sie einfach nicht dazu, das zu tun, was ich will. Ich bekomme ein taubes Gefühl, wissen Sie, wie wenn Sie ein Stück Gefrierfleisch zu lange in der Hand halten.

Hinweis: Sie haben den Patienten mehr nach der positiven Seite als nach der negativen Seite seines Zustandes gefragt. Dadurch wird der Patient die Diskussion zunächst eher auf die positiven Seiten, das heißt seine Fähigkeiten, konzentrieren, als auf seine Unfähigkeiten. Es ist Ihnen aber vielleicht aufgefallen, daß er sehr bald wieder auf die negative Seite zurückkam (lesen Sie unter Antwort A weiter).

---

2. Anmerkung: Bei der folgenden Unterredung haben Sie einen Bericht des Krankenhauses vorliegen, an das der Patient kürzlich zur physikalischen Therapie überwiesen worden war und wo außerdem das Ausmaß der Nervenschädigung durch die Fraktur begutachtet werden sollte. Das Krankenhaus berichtet, daß die Befunde im wesentlichen negativ waren. Sie sind der Ansicht, daß die Funktion der Nerven wieder normal gewesen ist. Eine Beeinträchtigung, wenn sie überhaupt noch besteht, kann höchstens sehr gering sein. Das Gefühl der Taubheit entspricht vielmehr den Egogrenzen. Das sind kulturell bestimmte Körperabschnitte wie Finger, Hand, Handgelenke, Unterarm.
Pat.: Nun, es ist ein taubes Gefühl, wie wenn Sie ein Stück Gefrierfleisch zu lange in der Hand halten, wissen Sie!
Arzt: A. Herr Höfer, in dem Bericht, den ich vom Krankenhaus bekommen habe, steht, daß Sie jetzt wieder in

der Lage sein müßten, die Hand voll zu gebrauchen. Sind Sie sich sicher, daß Sie sich dies jetzt nicht nur einbilden?
B. Wann fällt Ihnen auf, daß Sie ein taubes Gefühl oder keine Empfindung haben?

Meine Wahl

Antwort A: *Arzt:* Herr Höfer, in dem Bericht, den ich vom Krankenhaus bekommen habe, steht, daß Sie jetzt wieder in der Lage sein müßten, die Hand voll zu gebrauchen. Sind Sie sich sicher, daß Sie sich dies nicht nur einbilden?
Pat.: Nein, Herr Doktor, das ist so sicher, wie ich meine Nase im Gesicht habe. Ehrlich, ich schwöre Ihnen, ich bilde mir das nicht ein.

Hinweis: Er bildet sich nichts ein – es kann tatsächlich ein Gefühl der Taubheit in der Hand sein. Der Bericht des Krankenhauses hat diese Möglichkeit nicht vollkommen ausgeschlossen. Wie können Sie jemand sagen, was er selbst empfindet? Empfindungen sind persönliche Informationen. Machen Sie einen anderen Versuch.

Antwort B: *Arzt:* Wann fällt Ihnen auf, daß Sie ein taubes Gefühl oder keine Empfindung haben?
Pat.: Ach, das merke ich schon gleich beim Aufstehen und es hält den ganzen Tag über an.

Hinweis: Ihre jetzige Frage war annehmbar. Doch besser wäre vielleicht gewesen: „Woran merken Sie dieses taube Gefühl?" Immerhin hat dieser Patient Sie mehrmals wegen dieser Beschwerden aufgesucht. Was Sie wissen möchten, ist: Hat sich der Zustand bemerkenswert verändert und wie faßt dies der Patient auf? Sie benötigen spezielle Angaben um diesen Patienten zu verstehen (fahren Sie bei Beispiel drei fort).

---

3. *Arzt:* Sind Sie durch diese Beschwerden im täglichen Leben beeinträchtigt?
Pat.: Oh ja, mein Leben ist dadurch ruiniert. Ich kann weder arbeiten, noch sonst was tun.

Arzt: Haben Sie denn versucht, die Arbeit wieder aufzunehmen?

Pat.: Ja, einige Tage lang, aber meine Hand war immer noch nicht in Ordnung und sie wird überhaupt nicht besser.

Arzt: A. Und Sie meinen, es wäre töricht, wenn es so gar nicht besser wird?
  B. Wie können Sie mit einer solchen Einstellung denn erwarten, daß es besser wird?
  C. Was machen Sie denn, wenn Sie nicht zur Arbeit gehen?
  D. Was denken Sie, wie es weitergeht, wenn es nicht mehr besser wird?
  E. Na ja, aber was können Sie denn arbeiten?

Meine Wahl

Antwort A: *Arzt:* Und Sie meinen, es wäre töricht, wenn es so gar nicht besser wird?
  Pat.: Ach Herr Doktor, das Versuchen würde mir gar nichts ausmachen, wenn meine Hand damit in Ordnung käme. Ich will ja, daß sie wieder besser wird, deshalb kam ich ja zu Ihnen.

Hinweis: Er möchte gerne leugnen. Er ist sich klar, daß das Nichtarbeiten gesellschaftlich nicht akzeptiert wird. Er möchte aber auf alle Fälle Ihnen das Bild eines idealen und kooperativen Patienten vorspielen. Er kennt seine Rolle sehr gut. Beachten Sie, daß Sie ihn herausgefordert haben. Machen Sie einen anderen Versuch.

Antwort B: *Arzt:* Wie können Sie mit einer solchen Einstellung denn erwarten, daß es besser wird?
  Pat.: Ich kam nicht wegen meiner Einstellung zu Ihnen, Herr Doktor, ich kam der Hand wegen!

Hinweis: Wenn Sie Ihren Unmut zeigen oder eine feindselige Haltung einnehmen, fordern Sie dadurch nur den Patienten heraus. Er wird dann alles ableugnen, was auch immer Sie ihm an verborgenen Motiven unterstellen mögen. Machen Sie einen anderen Versuch.

Antwort C: *Arzt:* Was machen Sie denn, wenn Sie nicht zur Arbeit gehen?

Pat.: Ach, mit dem Krankengeld, das ich wegen des Unfalles beziehe, komme ich ganz gut aus.

Arzt: Ist das Ihr ganzes Einkommen?

Pat.: Nein, vorläufig erhalte ich noch den vollen Lohn von meiner Firma. Ich brauche das Geld schon, um meine Raten zu bezahlen.

Arzt: Und was machen Sie, wenn die Lohnfortzahlung aufhört?

Pat.: Herr Doktor, ich hoffe, daß es nicht so weit kommen wird. Es kann aber natürlich sein, daß bis dahin meine Hand immer noch nicht in Ordnung ist. Dann müßte ich eben trotzdem zur Arbeit gehen.

Hinweis: Mit der offenen Frage: „Was machen Sie denn?" haben Sie dem Patienten die Möglichkeit gegeben, aus sich heraus vorzutragen. Er hat Ihnen erklärt, wie er in der jetzigen Situation zurechtkommt und wie er sich die Zukunft vorstellt. Er kann jetzt seine innere Einstellung in Worten ausdrücken. (Springen Sie jetzt zu Nummer vier.)

Antwort D: *Arzt:* Was denken Sie, wie es weitergeht, wenn es nicht mehr besser wird?

Pat.: Nun, ich weiß nicht — auf alle Fälle kann ich nicht arbeiten. — Ich glaube, ich könnte eine Rente beantragen. Sicher würde ich ja lieber selbst meinen Unterhalt verdienen, aber mit dieser Hand.

Hinweis: Mit dieser Frage haben Sie eine ganze Menge Informationen über den Patienten und seine offenkundigen Beschwerden erfahren. Sie haben jedoch das Ziel des Gespräches aus dem Auge verloren. Gehen Sie jetzt das Beispiel C durch!

Antwort E: *Arzt:* Na ja, aber was können Sie denn arbeiten?

Pat.: Ich kann vielleicht wie früher Fleisch transportieren, ich habe natürlich Schwierigkeiten, es an den Haken aufzuhängen.

Arzt: Ist das alles?

Pat.: Nein, ich kann es auch nicht mehr wie früher schneiden. Ich kann einfach die Arbeit nicht mehr so gut machen wie früher.

Arzt: Sie können aber immer noch ganz gut mit einer Schweinehälfte umgehen?

Pat.: Ja, dabei bin ich keine Niete — nur, wenn ich etwas machen muß, bei dem ich vorsichtig sein muß!
Arzt: Den größten Teil Ihrer alten Arbeit können Sie also ganz gut verrichten?
Pat.: Ja, das möchte ich doch annehmen.
Arzt: Klar, wie denken Sie aber, zurechtzukommen, wenn Ihre Hand nicht besser wird?

Hinweis: Sie haben jetzt den Patienten nach seinen Fähigkeiten gefragt und nicht nach dem, was er nicht kann. Sie haben ihn zu einem Bericht über seine Fähigkeiten veranlaßt. Durch Ihre Frage wurde seine Leistungsfähigkeit positiv dargestellt. Gleichzeitig haben Sie weitere Informationen über seine Arbeit erhalten. Dieser Dialog dürfte sehr nützlich sein, da es die Probleme betrifft, mit denen der Patient am meisten zu tun hat (fahren Sie unter Nummer vier fort).

---

4. *Pat.:* Es haben mir schon viele Leute empfohlen, Rente zu beantragen, weil meine Hand gar nicht besser wird.
Arzt: Glauben Sie denn, daß Sie dafür eine Rente bekommen?
Pat.: Ich weiß nicht.
Arzt: Was können Sie denn sonst noch tun?
Pat.: Meine Frau kennt einen Rechtsanwalt und der sagte, ich könnte die Firma verklagen, weil ich meine Hand nicht mehr benutzen kann.
Arzt: Und würden Sie deswegen vor Gericht gehen?
Pat.: Ja, ich habe schon daran gedacht, wenn meine Hand gar nicht besser wird.
Arzt: Glauben Sie wirklich, daß die Firma dafür verantwortlich zu machen ist?
Pat.: Schauen Sie her, früher hatten sie diese Gleitschutzmatten für uns auf dem Fußboden, aber, zwei Tage ehe ich hinfiel, wurden sie weggenommen. Es hieß, wir hätten sie nicht mehr nötig, obwohl der Boden recht rutschig ist. Ich hatte damals gesagt, sie würden sich nicht genug um unsere Sicherheit kümmern.
Arzt: So würden Sie also lieber vor Gericht gehen, als zurück an die Arbeit?
Pat.: Nein, Herr Doktor, so meine ich es eigentlich nicht, ich glaube aber schon, daß ich es machen würde, wenn es sein müßte.
Arzt: Und wovon würde das abhängen?
Pat.: Ich glaube, nur wenn meine Hand nicht mehr in Ordnung käme.

Arzt: A. Herr Höfer, ich werde Sie an einen Freund von mir überweisen, der für Sie der richtige Arzt ist und der Ihnen wahrscheinlich besser helfen kann, als ich. Ich schreibe Ihnen eine Überweisung aus und lasse Sie anmelden (der Arzt füllt einen Überweisungsschein zu einem Psychiater aus).

B. Sie wollen lieber Ihre Firma verklagen – warum arbeiten Sie nicht wieder?

C. Warum hören Sie denn nicht auf, mich für dumm zu verkaufen? Sie können wieder arbeiten, wenn Sie nur wollen.

D. Nach dem, was Sie mir eben erzählt haben, überlege ich mir tatsächlich, ob Sie überhaupt noch arbeiten wollen!

Meine Wahl

Antwort A: *Arzt:* Herr Höfer, ich werde Sie an einen Freund von mir überweisen, der für Sie der richtige Arzt ist und der Ihnen wahrscheinlich besser helfen kann, als ich. Ich schreibe Ihnen eine Überweisung aus und lasse Sie anmelden (der Arzt füllt einen Überweisungsschein zu einem Psychiater aus).

Hinweis: Sie verweigern Ihrem Patienten die eigene Hilfe, wenn Sie ihn an einen Psychiater überweisen – zum Teil, um ihn loszuwerden und teilweise in der Hoffnung, daß der Psychiater den richtigen Knopf findet, mit dem man den Patienten wieder anschalten kann. Es ist aber unwahrscheinlich, daß der Patient in dem jetzigen Augenblick von einer psychiatrischen Behandlung profitieren wird, da er noch überzeugt ist, daß sein Problem eine organische Ursache hat. Er ist noch nicht genügend vorbereitet, um eine Überweisung zu einem Psychiater anzunehmen. Das einzige, was ein Psychiater bei dieser Art der Überweisung bieten kann, ist, daß an diesen unkooperativen Patienten ein anderes Diagnoseschild angehängt wird. Damit dieser Patient beim Psychiater mitarbeitet, müßten Sie, der überweisende Arzt, ihn so vorbereiten, daß der Patient bereit ist, emotionelle Hilfe anzunehmen. Machen Sie einen anderen Versuch.

Antwort B: *Arzt:* Sie wollen lieber Ihre Firma verklagen – warum arbeiten Sie nicht wieder?

Pat.: Weil in meiner Hand immer noch das taube Gefühl ist – wollen Sie denn, daß ich mir wieder weh tue?

Arzt: Sie wissen genau, ich will nicht, daß Sie sich weh tun, aber ich bin der Ansicht, Sie sollten es zumindest wieder versuchen.
Pat.: Aber meine Hand.
Arzt: Ich habe Ihnen doch schon versichert, daß wir alles für Ihre Hand getan haben, was wir im Augenblick tun können. Ich meine, Sie könnten jetzt wieder arbeiten und Sie erzählen mir, daß dies überhaupt nicht ginge. Ich mache mir Gedanken, ob Sie wirklich wieder arbeiten wollen.
Fahren Sie fort unter D!

Antwort C: *Arzt:* Warum hören Sie denn nicht auf, mich für dumm zu verkaufen? Sie können wieder arbeiten, wenn Sie nur wollen.
Pat.: Herr Doktor, ich versuche nicht, Sie anzuschmieren, aber meine Hand ist wirklich taub.
Arzt: Und wenn beide Hände taub wären, darum kümmere ich mich jetzt nicht mehr. Sie könnten losgehen und sich Ihren Lebensunterhalt selbst verdienen. Ich habe Amputierte gesehen, die mehr fertiggebracht haben, als Sie.
Pat.: Ja, für die wird aber auch mehr getan.
Arzt: Sie haben eine gesunde Hand, mit der Sie arbeiten können. Es wäre besser, Sie würden jetzt versuchen, wieder zu arbeiten, denn ich schreibe Sie jetzt nicht mehr krank.
Pat.: Steht auf – Gut, Herr Doktor, aber ich bin sicher, es gibt Ärzte, die mich besser verstehen können.

Anmerkung: Einige Monate später hören Sie, daß der Patient eine Klage gegen seine Firma eingereicht hat. Er dürfte diesen Prozeß verlieren und damit auch die Möglichkeit einer Wiederbeschäftigung. Versuchen Sie nochmals eine andere Lösung.

Antwort D: *Arzt:* Nach dem, was Sie mir eben erzählt haben, überlege ich mir tatsächlich, ob Sie überhaupt noch arbeiten wollen.
Pat.: Sicher will ich das, aber ich möchte nicht mehr verletzt werden. Meine Hand –
Arzt: Nicht mehr verletzt werden? – Eine Reflexion –
Pat.: Ja.

Hinweis: Sie hatten den Ehrgeiz des Patienten herausgefordert und nach einer Erklärung seiner inneren Einstellung gefragt. Außerdem haben Sie seine eigenen Worte benutzt, haben Verständnis gezeigt und ihn gleichzeitig aufgefordert, noch mehr über seine Einstellung zu erzählen.

Arzt: Ich verstehe nicht, wie ist Ihre Einstellung dazu?
Pat.: Sie wissen ja, wie es bei der Arbeit ist.
Arzt: Nein, können Sie mir darüber berichten?
Pat.: Als ich mich damals verletzt habe – meinem Vorarbeiter, dem hat das anscheinend gar nichts ausgemacht, daß ich mich verletzt habe – der war nur sauer, daß ich mal etwas bei der Arbeit ausgefallen bin.
Arzt: Haben Sie ihm denn gesagt, was Sie gedacht haben?
Pat.: Herr Doktor, sehen Sie, ich wollte ja meinen Posten behalten, ich wollte nicht gefeuert werden. Ich hätte ihm ganz gerne gesagt, was ich über seine sogenannten „Sicherheitsvorschriften" denke.
Arzt: Und was denken Sie denn?
Pat.: Das ist ganz mies. Die kümmern sich überhaupt nicht um die Sicherheit ihrer Arbeiter – sie machen sich nur Gedanken darüber, wieviel Fleisch am Tag in der Wurstküche verarbeitet werden kann.
Arzt: Und fürchten Sie denn, Sie würden sich wieder verletzen, wenn Sie dorthin zurückgehen würden?
Pat.: Wissen Sie, einer, der einmal einen Unfall hatte, hat viel mehr Chancen, noch einen zu bauen.
Arzt: Wie kommt das? (damit fordern Sie ihn wieder heraus).
Pat.: So ist es halt. Ich weiß auch nicht warum, aber stimmt denn das nicht?
Arzt: Das kann man nicht genau sagen, aber Sie scheinen mir hier mehr an ein Gefühl zu glauben, als an harte Tatsachen.
Pat.: – Pause – Wenn Sie es so sagen, glaube ich fast, daß Sie recht haben, aber trotzdem meine ich, daß auch meine Ansicht stimmt.
Arzt: Wir wollen noch einmal die Zeit durchgehen, als Sie nach dem Unfall wieder für einige Tage zur Arbeit gingen – hatten Sie denn damals wieder einen Unfall?
Pat.: Nein, offensichtlich doch nicht.
Arzt: Aber Sie denken, es hätte sein können?

Pat.: Ja, wissen Sie – ich war natürlich besonders vorsichtig. Es war ja nur eine Woche, nachdem ich aus dem Krankenhaus raus war.
Arzt: Sie wollen also sagen, daß Sie nicht wie früher waren, es war Ihnen nicht ganz wohl bei der Arbeit?
Pat.: Ja, erinnern Sie sich an die Gummimatten, die sie gerade vor meinem Unfall weggenommen hatten?
Arzt: Nickt zustimmend.
Pat.: Sie sind immer noch nicht zurückgebracht worden.
Arzt: Würden Sie mir also zustimmen, daß Sie sich viele Sorgen um Ihre Sicherheit bei der Arbeit machen? Das ist Ihnen ein wichtiges Anliegen geworden.
Pat.: Wie kommen Sie denn darauf?
Arzt: Denken Sie an die Tage, die Sie nach dem Unfall wieder bei der Arbeit waren.
Pat.: – Denkt eine Zeitlang nach – Ja, stimmt Herr Doktor, ich mache mir vielleicht mehr Gedanken als nötig, aber trotzdem ist mir nicht wohl dabei.

Hinweis: In diesem Dialog haben Sie durch Ihre Fragen dem Patienten seine früheren unbewußten Befürchtungen bewußt gemacht. Sie haben es ihm ermöglicht, diese Ihnen gegenüber zuzugeben, ohne daß es ihm peinlich wurde. Nachdem er Ihnen seine Einstellung über die Arbeit berichtet hat, kann er seinen eigenen Standpunkt jetzt objektiv beurteilen und nicht wie seither emotionell. Zuvor hat er nur unbewußt auf seine innere Einstellung gegenüber seiner Beschäftigung reagiert. Jetzt kann er das Problem durchdenken und logisch handeln. Wenn Sie dem Patienten helfen, sich seine Einstellung zu vergegenwärtigen, sie klar zu sehen und mit ihr fertig zu werden, haben Sie ihm bei einem Reifungsprozeß geholfen. Mit dieser reiferen Einstellung dürfte er stärker motiviert sein, wieder zur Arbeit zurückzukehren.

Fall 5:
Herr Neumann – Ein defensiver Patient

Herr Neumann, 25 Jahre alt, verheiratet, betritt Ihr Sprechzimmer. Sie stehen vom Schreibtisch auf, begrüßen ihn und bemerken seinen schwachen Händedruck. Sie bitten ihn, sich zu setzen.

1. *Arzt:* Guten Morgen, Herr Neumann, wo fehlt es?
   Pat.: Das sollen Sie mir erzählen Herr Doktor, deswegen bin ich ja zu Ihnen gekommen.

Befolgen Sie die Anleitung, die Ihnen bei der Einführung zum Gespräch mit Herrn Höfer auf Seite 164 gegeben wurde.

Arzt: A. Wie können Sie erwarten, daß ich Ihnen helfe, wenn Sie eine derartige Einstellung haben? Ich fürchte, wenn Sie mir nicht alles erzählen, was Sie wissen, kann ich Ihnen nicht helfen.
B. Seien Sie nicht so unvernünftig, Sie müssen mir schon etwas mehr sagen, damit ich weiterkommen kann. Ich bin sicher, zusammen werden wir das Richtige finden. Also wo fehlt es?
C. Ich bin hier, um Ihnen zu helfen, aber Sie müssen mitmachen. Jetzt beruhigen Sie sich erst mal und dann wollen wir vernünftig darüber reden.
D. Ich bin doch kein Tierarzt! Der ist gegenüber, wenn Sie zu dem wollen.
E. Irgend etwas muß Ihnen doch fehlen!

Meine Wahl

Antwort A: *Arzt:* Wie können Sie von mir erwarten, daß ich Ihnen helfe, wenn Sie eine derartige Einstellung haben? Ich fürchte, wenn Sie mir nicht alles erzählen, was Sie wissen, kann ich Ihnen nicht helfen.

Hinweis: Wenn Sie mit einer so offensichtlichen Frustration antworten, wie Sie es eben getan haben, machen Sie genau das, was der Patient von Ihnen erwartet. Seine erste Aussage zeigt Ihnen seine Versuche, Sie in eine streitbare Stimmung zu versetzen. Vielleicht wird er auf Ihre offensichtliche Frustration antworten: „Sehen Sie, habe ich es nicht gesagt, jetzt sind Sie schon an der Decke, weil ich Ihnen nicht das gesagt habe, was Sie von mir erwartet haben!"
Wählen Sie eine andere Antwort!

Antwort B: *Arzt:* Seien Sie nicht so unvernünftig, Sie müssen mir schon etwas mehr sagen, damit ich weiterkommen kann. Ich bin sicher, zusammen werden wir das Richtige finden. Also, wo fehlt es?
Pat.: Meinen Sie, ich müsse Ihnen etwas sagen, damit Sie weiterkommen? Jetzt haben Sie mich wieder gefragt, wo es mir fehlt — deswegen bin ich ja zu Ihnen gekommen. Das weiß ich doch nicht. Erwarten Sie denn, daß ich meine eigene Diagnose stelle?
Vergleichen Sie Antwort C.

Antwort C: *Arzt:* Ich bin hier, um Ihnen zu helfen, aber Sie müssen mitmachen. Jetzt beruhigen Sie sich erst mal und dann wollen wir vernünftig darüber reden.

Hinweis: Jetzt haben Sie es fertiggebracht, Ihren ärztlichen Standpunkt aufzugeben und sind durch die Herausforderung des Patienten in die Verteidigung gegangen. Immerhin ist es nicht Ihr Fehler, Herr Doktor, daß der Patient zornig ist. Er war schon zornig, ehe er zu Ihnen kam. Sie sind auf ihn hereingefallen. Wählen Sie eine andere Erwiderung aus.

Antwort D: *Arzt:* Ich bin doch kein Tierarzt! Der ist gegenüber, wenn Sie zu dem wollen.

Hinweis: Hierauf gibt es zwei Alternativen:
1. Der Patient sagt: „Herr Doktor, wenn Sie nur hier sind, um mich zu beleidigen, kann ich auch woanders hingehen."
Hier wird der Patient wütend, weil er sich durch die grobe Art Ihrer Reaktion „beleidigt" fühlt. Eine derartige Antwort wird nur von dem Patienten toleriert, der eine positive Einstellung zum Arzt hat.

2. Der Patient sagt: „Gut Herr Doktor, Sie haben recht, es war töricht von mir."

Arzt: Ist schon gut Herr Neumann, weswegen kamen Sie denn zu mir?
Pat.: Nun, wegen meinen Magenschmerzen.
Jetzt wird der Patient gewahr, daß sein Verhalten unangemessen war. Sie haben die Schranke umgangen, die durch den Zorn errichtet war und können mit der Anamneseerhebung fortfahren. Lesen Sie bei Nummer zwei weiter.

Antwort E: *Arzt:* Irgend etwas muß Ihnen doch fehlen?
Pat.: Ja, es fehlt mir auch irgend etwas und ich glaube auch, daß ich Ihnen noch nicht genügend erzählt habe. Meine Beschwerden sitzen – nun – in letzter Zeit habe ich ziemlich mit dem Magen zu tun.

Hinweis: Sie haben die Abwehr überwunden und sind auf die Ursache des Zornes gekommen. Sie dürften jetzt mit der Anamnesenerhebung vorankommen (fahren Sie mit Nummer zwei fort).

---

2. *Arzt:* Magenschmerzen – können Sie mir Näheres darüber erzählen?
Pat.: Ich habe sie zuerst bemerkt, nachdem ich Kraut gegessen hatte. Sie sitzen etwa hier (zeigt in die Gegend des Pylorus).
Arzt: A. Können Sie die Schmerzen genauer beschreiben?
B. Wie sind sie denn?
C. Wie lange halten sie denn vor?
D. Sind sie stechend?

Meine Wahl

Antwort A: *Arzt:* Können Sie die Schmerzen genauer beschreiben?
Pat.: Ja, sie sitzen da, wo ich Ihnen gezeigt habe. Es sind ziemlich dumpfe Schmerzen, Sie werfen mich nicht gerade um.

Hinweis: Für die kurze Dauer der Befragung des Patienten ist dies ein recht genauer Bericht. Es erscheint daher ratsam, weitergefaßte Informationen einzuholen, um einen Überblick zu bekommen, wie, wann, wo und unter welchen Umständen die Krankheit auftrat. Wählen Sie eine andere Frage.

Antwort B: *Arzt:* Wie sind Sie denn?
Pat.: Nun, es sind ziemlich dumpfe Schmerzen, ich kann damit nicht lange im Bett liegen bleiben.
Arzt: Ach, wieso kommt denn das?
Pat.: Nun, ich habe herausgefunden, wenn ich etwas zum Frühstück gegessen habe, gehen die Schmerzen weg. Im allgemeinen ist es nach einer Mahlzeit gar nicht so schlimm, oder wenn ich während der Arbeit Milch getrunken habe.
Arzt: Wann haben Sie das zum ersten Mal bemerkt?
Pat.: Etwa vor einem Monat, nein — Pause — da muß ich mal nachdenken — Fred starb vor fünf Wochen und es fing etwa eineinhalb Wochen später an — also etwa vor dreieinhalb Wochen, Herr Doktor.

Anmerkung: Sie haben sich um einen allgemeinen Überblick bemüht und haben recht viele Informationen erhalten. Sie haben sogar mehr erfahren, als durch Antworten auf gezielte Fragen (springen Sie weiter zu Nummer drei).

Antwort C: *Arzt:* Wie lange halten sie denn an?
Pat.: Ach, eigentlich nicht so lange.
Arzt: Sind es brennende Schmerzen?
Pat.: Ja manchmal.
Arzt: Wo sitzen die Schmerzen denn genau?
Pat.: Genau an dieser Stelle, die ich Ihnen vorhin schon gezeigt habe (deutet wieder in die Gegend des Pylorus). Es ist ziemlich schwirig, die Stelle genau anzugeben.
Arzt: Sie sagten, die Schmerzen würden nicht lange anhalten — können Sie das etwas genauer angeben?
Pat.: Ach, so genau weiß ich das nicht. Vielleicht 30 oder 40 Minuten.

Hinweis: Lesen Sie den Hinweis zu Antwort A.

Antwort D: *Arzt:* Sind sie stechend?
Pat.: Ein wenig, ja.
Arzt: Sind es Schmerzen, die kommen und wieder vergehen?

Pat.: Ich glaube schon, ja.
Arzt: Hilft Milch?
Pat.: Ja, manchmal wird es besser, wenn ich Milch getrunken habe.

Hinweis: Sie führen den Patienten auf diese Antwort hin. Sie stellen dichotomische Fragen, die mit „Ja" oder „Nein" beantwortet werden können, hier jedoch meistens zu einer Ja-Antwort geführt haben. Die Tatsache, daß der Patient die ersten Beschwerden hatte, nachdem er Kraut gegessen hatte, beweist nicht sicher, daß er Gallenbeschwerden hat, obwohl dies ein häufiges Symptom darstellt. Sie geben dem Patienten keine Freiheit und erkennen seine Meinung nicht an. Sie arbeiten auf eine vorbestimmte Diagnose hin, nicht aber auf ein Verständnis Ihres Patienten. Diese beiden Dinge decken sich nicht immer. Wählen Sie eine andere Frage aus.

---

3. Anmerkung: Sie haben den Patienten über den Beginn seiner Symptome gefragt. Seine Antwort war: „Ach, etwa vor einem Monat — Pause — da muß ich nochmals nachrechnen, Fred starb vor fünf Wochen und eineinhalb Wochen danach fingen sie an — also etwa vor dreieinhalb Wochen." Wie reagieren Sie darauf?

Arzt: A. Er starb?
      B. Haben sich Ihre Schmerzen in den letzten dreieinhalb Wochen verändert?
      C. Was haben Sie damals gemacht?
      D. Waren es damals dumpfe Schmerzen?

Meine Wahl

Antwort A: *Arzt:* Er starb?
Pat.: Ja, ganz plötzlich. Er hatte einen Herzinfarkt bei der Arbeit — bitte entschuldigen Sie Herr Doktor, ich habe ja noch gar nicht gesagt, Fred war eigentlich mein Chef.
Arzt: Ach ja, das muß Sie ja ziemlich erschüttert haben!
Pat.: Eine ganze Zeit lang schon. Eben war er noch hier — und jetzt fehlt er.

Hinweis: Sie haben mit Recht eine emotionelle Reaktion des Patienten auf den Tod seines Vorgesetzten angenommen. Fahren Sie mit der Bearbeitung des Programms fort und ermitteln Sie das Verhältnis des Patienten zu seinem neuen Vorgesetzten (fahren Sie bei Nummer vier fort).

Antwort B: *Arzt:* Haben sich Ihre Schmerzen in den letzten dreieinhalb Wochen verändert?
Pat.: Nein, sie sind immer etwa gleich.
Arzt: Immer gleich?
Pat.: Ja, sie ändern sich überhaupt kaum. In der letzten Zeit ist es etwas schlechter geworden.

Hinweis: Sie verfolgen sorgfältig die chronologische Entwicklung der Symptome, übergehen aber einige wichtige Tatsachen, die der Patient Ihnen genannt hat. Versuchen Sie nochmals.

Antwort C: *Arzt:* Was haben Sie damals gemacht?
Pat.: Gearbeitet – wie immer.

Hinweis: Sie erarbeiten sorgfältig die Entwicklung der Symptome, übersehen aber einige hierfür wichtige Tatsachen, die der Patient angeführt hat. Machen Sie einen anderen Versuch.

Antwort D: *Arzt:* Waren es damals dumpfe Schmerzen?
Pat.: Ja, etwa genau wie jetzt, nur nicht ganz so häufig.
Arzt: War es immer an derselben Stelle?
Pat.: Ja – sie haben sich kaum verändert.
Arzt: Hat sich denn überhaupt nicht viel geändert?
Pat.: Nein, nur daß sie jetzt häufiger kommen.

Hinweis: Die mit diesen Fragen erarbeiteten Informationen sind sehr speziell und konzentrieren sich auf Einzelheiten, ehe ein allgemeines Verständnis der Situation erreicht wird. Außerdem entgeht mit diesen Fragen eine wichtige Information. Machen Sie einen anderen Versuch.

---

4. *Arzt:* Was hat Ihnen das ausgemacht?
Pat.: Nun, es hat mich wohl ziemlich umgehauen. So einen Chef wie Fred werde ich nie wieder kriegen.
Arzt: Sie hatten es recht gut bei ihm?

Pat.: Ja, bei Fred wurde man wie ein Mensch behandelt und nicht wie ein Stück Eisen, so wie das richtige Ausbeuter machen. Man ist eben immer noch Mensch.

Arzt: Wie ist es denn jetzt mit der Arbeit?

Pat.: Ach, Herr Kurz ist ja in Ordnung, mit Fred aber nicht zu vergleichen. Der sieht nicht ein, daß man nicht alles gleichzeitig tun kann. Er erwartet von einem, daß man im Werk ein Supermann ist.

Arzt: Schätzt er Sie denn nicht?

Pat.: Nein, eigentlich nicht.

Arzt: Wie war es denn heute?

Pat.: Hm, beim Aufstehen habe ich mich fit gefühlt wie immer. Dann habe ich Kaffee getrunken und bin um acht zur Arbeit gegangen. Dann habe ich meine Karte gestochen und bin zu Herrn Kurz ins Büro gegangen, um ihm zu sagen, daß ich um ein Uhr zu Ihnen müsse. Er hat hinter seinem Schreibtisch kaum seinen Kopf gehoben, hat mich bös angeguckt und gesagt: „Gut, schauen Sie aber, daß Sie sobald als möglich wieder zurück sind!" Wie wenn er zehn oder fünfzehn Minuten von seiner Produktion einbüßen würde, wenn ich weg bin. Um halb zehn fingen meine Magenschmerzen an. Da habe ich einen Becher Milch getrunken und danach wurde es wieder besser. Ich habe das Gefühl, als ginge es jetzt wieder los.

Arzt: So, was merken Sie denn?

Pat.: Da ist wieder dieses brennende Gefühl, wie eine Magenverstimmung, es wird mir etwas übel. Manchmal merke ich es auch in der Nacht. Gewöhnlich schlafe ich ja ziemlich gut. Manchmal habe ich zwar Schwierigkeiten mit dem Einschlafen.

Arzt: Was hält Sie denn wach?

Pat.: Ich glaube, ich mache mir etwas zu viel Gedanken.

Arzt: Worüber?

Pat.: Nun, ob ich die Arbeit bei Herrn Kurz durchstehen kann. Meine Frau sagt immer, ich sei blöd, mir dauernd Gedanken zu machen, aber ich weiß nicht.

Arzt: A. Ich könnte mir vorstellen, daß Ihnen der Posten ziemlich sicher ist, immerhin waren Sie doch eine ganze Zeit dort.

B. Wie meinen Sie das?

C. An Ihrer Stelle würde ich mir keine Gedanken machen — es wird schon wieder gut werden — Sie sind doch eine gute Kraft.

Meine Wahl

Antwort A: *Arzt:* Ich könnte mir vorstellen, daß Ihnen der Posten ziemlich sicher ist. Immerhin waren Sie doch eine ganze Zeit dort.
Pat.: Kann ja sein, aber ich bin mir nicht sicher.
Arzt: Nun, warum denn nicht?
Pat.: Das wollte ich Ihnen ja gerade sagen.

Hinweis: Sie haben dem Patienten nur gesagt, was ihm schon selbst klar war. Sie verstärken nur seine Unsicherheit, wenn Sie seine Gefühle in Frage stellen. Seiner Ansicht nach bräuchte er sich eigentlich keine Sorgen zu machen, tut es aber trotzdem. Er versteht selbst nicht, warum es so ist. Warum ermutigen Sie den Patienten nicht, Ihnen mehr zu erzählen?
In einem Gespräch kommen sich Arzt und Patient näher. Machen Sie einen anderen Versuch.

Antwort B: *Arzt:* Wie meinen Sie das?
Pat.: Nun, ich weiß nicht, ob Herr Kurz mich behalten wird oder nicht.
Arzt: Hätte er denn einen Grund, Sie zu entlassen?
Pat.: Ich wüßte nicht, aber er stört sich oft an Kleinigkeiten.
Arzt: Kleinigkeiten?
Pat.: Ja, wenn man einige Minuten längere Kaffeepause macht, als man darf, und solche Dinge.
Arzt: Deswegen sitzt er Ihnen im Nacken?
Pat.: Ja, den ganzen Tag schaue ich auf die Uhr – ich kann den Kerl nicht ausstehen!

Hinweis: Wenn Sie dem Patienten eine Gelegenheit geben, Ihnen frei zu berichten und wenn Sie ihn Ihr Verständnis merken lassen, ermutigen Sie ihn, seine Gedanken über seine Arbeit und seinen Vorgesetzten auszudrücken. So ist er jetzt tatsächlich dabei, Ihnen das zu berichten, was ihn bedrückt. Springen Sie zu Nummer fünf.

Antwort C: *Arzt:* An Ihrer Stelle würde ich mir keine Gedanken machen – es wird schon wieder gut werden – Sie sind doch eine gute Kraft.
Pat.: Ihnen würde das nichts ausmachen?
Arzt: Nein, ich glaube nicht.
Pat.: Auch nicht, wenn dieser Kerl Ihnen ständig im Nacken säße?

Arzt: Sie machen doch Ihre Arbeit ordentlich, oder etwa nicht?

Pat.: Doch ich glaube schon — bin ich denn verrückt, daß ich mir das alles einbilde?

Hinweis: Wie können Sie dem Patienten sagen, was er empfinden soll? Empfindungen sind sehr persönliche Angelegenheiten. Wollen Sie ihm etwa sagen, daß Sie sich in einer solchen Situation besser unter Kontrolle hätten? Und wie wollen Sie ihm denn seine Sicherheit wiedergeben? Glauben Sie, Sie könnten seine Minderwertigkeitskomplexe aus der Welt schaffen, indem Sie sie einfach negieren oder sie als unlogisch hinstellen? Versetzen Sie sich doch in die Situation des Patienten. Heben Sie Ihre guten Ratschläge auf, bis Sie die ganze Geschichte kennen. Machen Sie einen anderen Versuch.

---

5. **Anmerkung:** Der Patient hat eben ausgedrückt, daß er „den ganzen Tag auf die Uhr schaut — er kann diesen Kerl nicht ausstehen". Damit hat er zum Ausdruck gebracht, daß er seinen Vorgesetzten nicht mag und daß er es kaum erwarten kann, bis Feierabend ist. Welche der folgenden Erwiderungen würden Sie auswählen?

Arzt: A. Hatten Sie diese Einstellung auch anderen Vorgesetzten gegenüber?
B. Sie mögen Herrn Kurz anscheinend nicht?
C. Hatten Sie befürchtet, zu dieser Untersuchung zu spät zu kommen?

Meine Wahl

Antwort A: *Arzt:* Hatten Sie diese Einstellung auch anderen Vorgesetzten gegenüber?
Pat.: — Ja — ich glaube schon. Alle erwarten, daß man wie ein Ochse schuftet und sich wie ein Hund behandeln läßt.
Arzt: Alle?
Pat.: Alle, außer Fred.
Arzt: Und Herr Kurz ist wie die anderen auch?
Pat.: Ja, genau wie alle anderen!

Arzt: Und sie erwarten eine ganze Menge von einem?
Pat.: Ja, sie sind rücksichtslos.
Arzt: Inwiefern?
Pat.: Wegen jeder Kleinigkeit fallen sie über einen her, wissen Sie, wirklich wegen jeder Kleinigkeit.

Hinweis: Sie haben jetzt die Gefühle des Patienten über seine früheren Erfahrungen exploriert. Seine Einstellung die er früher hatte, wird er wahrscheinlich auch jetzt beibehalten. Diese Information wird Ihnen helfen, den Patienten besser zu verstehen. Lesen Sie jetzt Antwort C.

Antwort B: *Arzt:* Sie mögen Herrn Kurz anscheinend nicht?
Pat.: Nein — er ist wohl ganz in Ordnung — er ist ein ganz ordentlicher Chef, wie Chefs eben so sind.

Hinweis: Jetzt werden Sie etwas zu speziell, Herr Kurz ist wahrscheinlich nur ein Symbol für etwas anderes. Versuchen Sie es nochmal.

Antwort C: *Arzt:* Hatten Sie befürchtet, zu dieser Untersuchung zu spät zu kommen?
Pat.: Nun, ich wollte nicht zu spät kommen, ich wollte Sie nicht warten lassen.
Arzt: Hatten Sie denn Angst, ich würde Sie bestrafen, wenn Sie zu spät kämen?
Pat.: Gefreut hätten Sie sich sicher nicht.
Arzt: Ich hätte schon was zu tun gehabt, ohne daß es mir etwas ausgemacht hätte, — auf alle Fälle hätte ich Sie nicht beschimpft.
Pat.: Nun, ich bin es ja gewöhnt, eines draufzukriegen, wenn ich zu spät komme. Ich hatte tatsächlich Angst, Sie könnten sich auch darüber beklagen.
Arzt: Das macht Ihnen etwas aus?
Pat.: Sicher. Ich habe diese Angeber satt, die mich wegen jeder Kleinigkeit ankotzen.

Hinweis: Diese Erwiderung: „Hatten Sie Befürchtungen, Sie könnten zu dieser Untersuchung zu spät kommen", war ein Fehlstart. Es dürfte am besten sein, die ganze Vorgeschichte der früheren Erfahrungen eines Patienten durchzugehen, und daraus ein Mitgefühl für die Einstellung des Patienten in diesem Bereich zu entwickeln, ehe man den gegenwärtigen Zustand erforscht. Wenn Sie Antwort C als erste Wahl hatten, so versuchen Sie jetzt eine der nächsten Antworten. Wenn Sie mit der Antwort A begonnen hatten, werden Sie bemerkt haben, daß Sie hier den wahren Grund für die ursprünglich feindselige Einstellung gefunden haben, mit der der Patient Ihr Sprechzimmer betreten hat und den Dialog eröffnet hat. Im Grunde hatte er Angst, Sie würden ihn für sein Zuspätkommen bestrafen.

Schlußbemerkung:
Sie können jetzt mit Fragen über spezielle körperliche Beschwerden des Patienten fortfahren. Es kann sein, daß Sie eine Röntgenuntersuchung des Magen-Darmkanals anordnen wollen. Was Sie aber auch immer im weiteren unternehmen werden, so wurde doch zuvor die innere Spannung des Patienten durch diesen Dialog offenbar gemacht. Dies gibt dem Patienten selbst die Möglichkeit, mit seinen Problemen fertig zu werden. Außerdem wird es Ihnen selbst klar, warum der Patient bei seinem Eintritt in Ihr Sprechzimmer eine feindliche Einstellung hatte. Sie sind für ihn eindeutig eine autoritäre Person und gerade im Verhältnis zu autoritären Personen liegt sein Problem. Als Autorität haben Sie daher einen großen Teil der Feindseligkeit zu spüren bekommen, die der Patient autoritären Menschen gegenüber angesammelt hat. Sie sehen jetzt auch die Notwendigkeit, diese Spannung abzubauen, ehe Sie eine erfolgreiche Anamneseerhebung durchführen können.

Fall 6:
Frau Braun – Eine herausfordernde Patientin

Frau Braun ist eine 40jährige Hausfrau. Dies ist die erste Konsultation. Ihre Sprechstundenhilfe hat Ihnen berichtet, daß ihre wesentlichen Beschwerden „Magenschmerzen" sind. Frau Braun tritt ein und sagt: „Guten Morgen, Herr Doktor, ich bin Frau Braun, Helene G. erzählte mir, Sie könnten mir sicher helfen".

Arzt: Guten Tag, Frau Braun, was fehlt Ihnen?
Pat.: Seit einer ganzen Zeit habe ich Magenschmerzen.
Arzt: Magenschmerzen?
Pat.: Sie haben mir furchtbar viel zu schaffen gemacht, ich bin deswegen bald verrückt geworden.
Arzt: Können Sie mir Näheres darüber berichten?
Pat.: Nun, die Schmerzen fangen gerade hier an (zeigt auf das untere Ende ihres Brustbeines) und manchmal auch hier unten (zeigt auf den rechten Unterleib). Es ist eine Art brennender Schmerzen und manchmal sind es auch kolikartige Beschwerden.
Arzt: Wann treten diese Schmerzen auf?
Pat.: Nun, recht häufig, wie zum Beispiel früh am Morgen, wenn ich mich bücke, um die Wäsche aus der Waschmaschine zu nehmen, aber auch zu jeder Tages- oder Nachtzeit. Sind Sie verheiratet Herr Doktor?

Gehen Sie nach der Anleitung vor, die bei Beginn des Gespräches mit Herrn Höfer auf Seite 164 gegeben wurde.

Arzt: A. Ja.
      B. Warum fragen Sie?

Meine Wahl

Antwort A: *Arzt:* Ja.
        Pat.: Sie sehen aber zu jung aus, um verheiratet zu sein.
        Arzt: Nicht jünger als meine Frau aussieht (er lächelt).
        Pat.: Ich habe immer — kann man denn mit einem Arzt verheiratet sein und trotzdem glücklich sein?
        Arzt: Nun wir denken schon — aber jetzt, was ist mit Ihren Magenschmerzen?
        Pat.: — Pause — Noch eine Frage, Herr Doktor, weiß Ihre Frau überhaupt, welches Glück sie hatte, Sie zu bekommen?

Hinweis: Jetzt haben Sie der Patientin eine Chance gegeben, Sie in die Enge zu treiben und die Führung des Gespräches zu übernehmen. Die Antworten, die Sie gegeben haben, ermutigen die Patientin, in ihrer Art fortzufahren. Falls Sie die Antwort B noch nicht gelesen haben, sollten Sie dies jetzt tun. Haben Sie B jedoch schon gelesen, springen Sie auf Nummer eins.

Antwort B: *Arzt:* Warum fragen Sie?
        Pat.: Ich war nur neugierig.
        Arzt: So, warum denn?

Hinweis: Jetzt stellen Sie die Patientin wegen ihrer Frage über Ihren Ehestand zur Rede. Dadurch merkt sie, daß solche Fragen nicht zur Rolle des Patienten gehören. Dies ist notwendig, um ihre Fragen zu unterbrechen. Lesen Sie Antwort A durch, um zu erkennen, in welche Schwierigkeiten man kommen kann, wenn man eine solche Frage unüberlegt beantwortet.

---

1. *Arzt:* So, warum denn?
   Pat.: Nun, dann wissen Sie, wie sich eine Frau im Haus plagen muß, was sie fertigbringen muß — und wie sie damit allein ist.
   Arzt: Es scheint Sie zu stören, daß Sie Hausfrau sein müssen!
   Pat.: Ja, dies ist kein angenehmes Leben, Sie scheinen zu wissen, was ich leiden muß. Sie sind sehr verständig und rücksichtsvoll.
   Arzt: A. Frau Braun, ich kann Ihnen versichern, daß ich allen meinen Patienten gegenüber rücksichtsvoll bin. Sagen Sie mir jetzt bitte, wie lange haben Sie diese Schmerzen?
       B. Berichten Sie mir mehr über diese Schmerzen.
       C. Frau Braun, ich kann noch nicht sagen, wie sehr Sie leiden, dazu weiß ich noch nicht genug. Seit wann haben Sie denn diese Schmerzen?

Meine Wahl

Antwort A: *Arzt:* Frau Braun, ich kann Ihnen versichern, daß ich zu allen meinen Patienten rücksichtsvoll bin. Sagen Sie mir jetzt bitte, wie lange haben Sie diese Schmerzen?

Hinweis: Sie verweigern der Patientin das Gefühl, daß Sie ausschließlich für sie da sind, was sie so gerne hätte. Beunruhigt es Sie, daß sie Sie mit Komplimenten überschüttet? Erst sagen Sie ihr, daß Sie alle Patienten gleich behandeln, dann schimpfen Sie wirkungsvoll, indem Sie zum Ausdruck bringen: „Nun aber los, machen Sie schon weiter; hören Sie doch auf, unnötiges Zeug zu reden." Sie hat einen Grund, Ihnen Komplimente zu machen. Achten Sie auf die Not, in der die Patientin sich befindet und wie sie Sie herausfordert! Machen Sie einen anderen Versuch.

Antwort B: *Arzt:* Berichten Sie mir mehr über diese Schmerzen.
Pat.: Wie meinen Sie das?
Arzt: Nun, wie lange Sie sie schon haben. Haben sich die Schmerzen geändert? Was ist Ihnen dabei aufgefallen?

Hinweis: Sie haben absichtlich mehrmals eine Frage gleichzeitig gestellt, um sich mühsames Nachdenken, Kombinieren oder ein unproduktives Frage-Antwortspiel zu ersparen. Damit wollten Sie die Patientin ermuntern, frei zu reden.

Pat.: Beim Herrichten des Frühstücks habe ich vor drei Wochen plötzlich einen scharfen Schmerz im Magen verspürt. Ich glaube, es war ein Sonntagmorgen – ja stimmt, es war sonntags, denn ich kann mich noch erinnern, daß ich ins Schlafzimmer ging und Herbert geweckt habe, weil die Schmerzen so stark waren.
Arzt: Und dann?
Pat.: Der hat sich nicht gerührt und nur gesagt: „Warum störst Du mich so früh, Muttchen, wo es gestern abend so spät geworden ist?" Da habe ich etwas Milch getrunken und das hat geholfen.
Arzt: Sie meinen, die Milch habe die Schmerzen weggenommen?

Pat.: Ja, und sogar sehr schnell.
Arzt: Hilft Ihnen sonst noch was? (springen Sie jetzt auf Nummer zwei).

Antwort C: *Arzt:* Frau Braun, ich kann noch nicht sagen, wie sehr Sie leiden, dazu weiß ich noch nicht genug. Seit wann haben Sie denn diese Schmerzen?
Pat.: Ich finde, Sie sollten doch wissen, wieviel ich leide – Sie sind solch ein guter Arzt.
Arzt: Trotzdem muß ich mehr von Ihnen wissen, ehe ich anfangen kann –
Pat.: (unterbricht) Sie brauchen mich nur anzusehen und dann können Sie mir sagen, was mir fehlt – oder nicht? Sie sind jetzt nur bescheiden, Herr Doktor. Sie wissen genau was mir fehlt, aber wollen mich jetzt nicht beunruhigen.
Arzt: Das stimmt nicht ganz.

Hinweis: Lesen Sie Antwort A und machen Sie einen weiteren Versuch.

---

2. *Pat.:* Zum Glück habe ich Natron. Ich nehme zwei oder drei Portionen, lege mich für eine Weile hin und dann verschwinden die Schmerzen. Sie sehen müde aus, Herr Doktor, Sie müssen sicher sehr lange arbeiten.

Arzt: A. Wir wollen uns jetzt doch auf Ihre Magenbeschwerden konzentrieren. Sie sagten, Sie würden sich eine Zeitlang hinlegen und dann würden die Schmerzen verschwinden. Hilft sonst noch was?
B. Wenn Sie soviel Unkosten hätten wie ich, würden Sie auch so lange arbeiten. Jetzt sagen Sie mir aber bitte, was hilft Ihnen bei den Schmerzen?
C. Das kann sein, was hilft Ihnen sonst noch bei den Schmerzen?
D. Es scheint mir, daß Sie etwas Wichtiges auf dem Herzen haben, was Sie mir erzählen möchten?

Meine Wahl

Antwort A: *Arzt:* Wir wollen uns jetzt doch auf Ihre Magenschmerzen konzentrieren. Sie sagten, Sie würden sich eine Zeitlang hinlegen und dann würden die Schmerzen verschwinden. Hilft sonst noch was?

Pat.: Nein, das ist das einzige, glaube ich.
Arzt: Und hatten Sie die Schmerzen schon lange?
Pat.: Nein, nur einige Tage, dann vergehen sie wieder, hoffe ich.
Arzt: Haben Sie früher schon einmal etwas Ähnliches bemerkt, länger zurück als drei Wochen?
Pat.: Nein, ich habe sie jetzt zum ersten Mal gespürt.
Arzt: Merkt denn Ihr Mann etwas davon?
Pat.: Nein, der sitzt nur rum und merkt überhaupt nichts.
Arzt: Was können Sie mir sonst noch von den Schmerzen berichten?
Pat.: Da gibt es nicht viel zu berichten, Herr Doktor. Wenn Sie mir nur etwas geben, um die Schmerzen wegzukriegen, will ich Sie auch nicht länger belästigen. Ich weiß, Sie haben viel zu tun.

Hinweis: Sie haben der Patientin verwehrt, Sie zu glorifizieren, ohne den Grund dafür herausgefunden zu haben. In Gedanken macht sie einen wunderbaren Menschen aus Ihnen, ganz offensichtlich zu einem bestimmten Zweck. Bei der Hartnäckigkeit der Patientin sollten Sie doch vielleicht versuchen, den Grund herauszufinden. Da sie die Möglichkeit verloren hat, sich bei Ihnen einzuschmeicheln, leugnet sie jetzt einen großen Teil ihrer Beschwerden ab. Sie hat aufgegeben, da Sie ihr keine Möglichkeit geben, durch übermäßige Komplimente eine Vertrauensbasis auf ihre Art herzustellen. Versuchen Sie es nochmals.

Antwort B: *Arzt:* Wenn Sie soviel Unkosten hätten wie ich, würden Sie auch so lange arbeiten. Jetzt sagen Sie mir aber bitte, was hilft Ihnen bei den Schmerzen?
Pat.: Sonst nichts mehr.

Hinweis: Sie haben bei der Patientin den Eindruck hinterlassen, daß Sie nicht Ihrer Patientin wegen solange arbeiten, sondern nur aus Interesse an Ihrem eigenen Verdienst. Im Gegensatz zu dem, was Sie dem Zulassungsausschuß bei der Universität erzählt haben, hassen Sie Ihre Mitmenschen und lieben das Geld. Machen Sie einen anderen Versuch.

Antwort C: *Arzt:* Das kann sein, was hilft Ihnen sonst noch bei den Schmerzen?

Pat.: Ach, sonst nichts mehr – Herbert sitzt nur da und brummt, wenn ich klage. Er ist ja ein guter Ehemann, aber zuhören kann er nicht. Ich wette, Herr Doktor, Sie vernachlässigen Ihre Frau nicht.

Hinweis: Sie sind der Patientin wieder ausgewichen, aber die Patientin verfolgt Sie mit Schmeicheleien gleicher Art. Sie haben nichts getan, um herauszufinden, warum die Patientin Ihnen diese übermäßigen Komplimente macht. Wenn Sie mit dem Erheben der Anamnese bei dieser Patientin vorankommen wollen, müssen Sie zuerst die Gründe für diese Komplimente aufdekken um damit dieses Verhalten zu verhindern. Machen Sie einen anderen Versuch.

Antwort D: *Arzt:* Es scheint mir, daß Sie etwas Wichtiges auf dem Herzen haben, was Sie mir erzählen möchten?
Pat.: Eigentlich, Herr Doktor, – zögernd – ja und nein.
Arzt: Können Sie mir erklären, was Sie damit sagen wollen?
Pat.: Ich möchte es Ihnen schon gerne sagen, ich weiß aber nicht, ob Sie mich verstehen können.
Arzt: Ich will versuchen, Sie zu verstehen, wenn Sie es fertig bringen, mir davon zu erzählen.
Pat.: Mein Herbert – nun, er ist ja kein verständiger Mensch – so will ich es Ihnen eben sagen, Herr Doktor. Ich hoffe, Sie werden mich verstehen und mich nicht hinauswerfen.

Hinweis: Ihre Annahme war richtig, daß die Patientin Ihnen Komplimente macht, weil sie Ihnen etwas berichten möchte, worüber zu sprechen ihr schwerfällt. Ihre Frage war deswegen richtig. Hören Sie jetzt, worum es sich handelt. Fahren Sie mit Nummer drei fort.

---

3. *Arzt:* Nun, was ist denn?
Pat.: Siegfried, mein Sohn, Sie kennen doch meinen Sohn. Er ist jetzt verheiratet – er ist von zu Hause davongelaufen, um bei dieser Frau zu sein. Nicht ein Mal, hundert Mal habe ich es ihm gesagt: „Siegfried, Du mußt aufpassen, sonst wirst Du schnell Papa." Und jetzt ist es soweit, sie kriegen ein Kind, jetzt wird er Papa.
Arzt: Seit wann wissen Sie denn das?

Pat.: Seit mehr als einem Monat. Da kommt er heim und sagt: „Mama, ich habe gute Nachrichten, ich heirate eine wunderbare Frau". „So, dafür willst Du auch noch einen Orden haben? Das ist nichts Besonderes. Viele Leute heiraten, das kommt jeden Tag vor", sage ich ihm. Dann sagt er mir, in einer Woche sei es soweit. Die Hochzeit sei bestellt und ob ich da nicht glücklich sei. Ich sage: „Sicher freuen wir uns". Ich rufe Herbert und dann gehe ich in mein Zimmer rauf und kriege einen Nervenzusammenbruch. Man verliert seinen einzigen Sohn nicht jeden Tag und wenn er dann nur dreiundzwanzig Jahre alt ist, nie von zu Hause weg war, und dazu noch ein Junge ist, der noch nicht einmal mit seinem Geld umgehen kann.

Arzt: Was haben Sie dann gemacht?

Pat.: Was bleibt einem da zu tun? Am nächsten Tag habe ich Siegfried gesagt, daß ich nicht mehr weinen werde und daß es sehr gut sei, daß er jetzt heiraten werde. Am Sonntag darauf gingen wir zur Hochzeit und ich habe es fertiggebracht, bis zum Ende durchzustehen. Nie habe ich so geweint, Herr Doktor, wie damals, als Siegfried und diese Frau uns nach der Kirche verlassen haben.

Arzt: Es war hart für Sie, daß er Sie verlassen hat.

Pat.: Sicher war es das. Er hat mir viel bedeutet.

Arzt: Und seither?

Pat.: Als gute Mutter hatte ich nur die besten Wünsche für ihn und seine junge Frau. Zu Hause ist es jetzt mit Herbert so einsam. Meine Güte, der sagt noch nicht einmal „Guten Abend, Mama" oder „Wie geht es Dir heute"! Der sitzt nur da und liest die Zeitung und schlingt sein Essen hinunter, wenn ich es bringe.

Arzt: Was können Sie denn gegen diese Einsamkeit unternehmen?

Pat.: Ach, das ist ja das Schlimme. Sie könnten wohl denken, eine alte Frau wie ich ist nicht mehr ganz bei Trost, Herr Doktor. Aber ich mache schon, was ich kann und — Pause —

Arzt: Und dann?

Pat.: Dann trinke ich so ein klein bißchen Herr Doktor. Abends, wenn Herbert ins Bett geht, dann bleibe ich noch sitzen und sage ihm halt, ich wolle noch den späten Krimi sehen. Aber dann — der Himmel helfe mir — dann schenke ich mir noch einen ein.

Arzt: A. Seit wann machen Sie das?
B. Trinken Sie viel auf diese Art?
C. Ist es Ihnen denn nicht klar, daß Sie damit Ihr Problem nicht lösen werden?
D. Und dann?

Meine Wahl

Antwort A: *Arzt:* Seit wann machen Sie das?
Pat.: Ach, nur in den letzten Wochen.
Arzt: Zu anderen Zeiten trinken Sie nicht?
Pat.: Nun, nein, aber morgens genehmige ich mir schon so einige, wenn Herbert zur Arbeit gegangen ist. Dann geht's mir wieder besser.
Arzt: Was verstehen Sie unter „einige"?
Pat.: Nun, einige, wirklich nur einige.

Hinweis: Sie haben sich so verhalten, wie es die Patientin erwartet hat. Sie haben die Beichte angehört, ohne zu richten und die Patientin auszuschimpfen. Sie haben Sie jedoch auch nicht weiter unterstützt. Sie haben sich so verhalten, wie sich eine Maschine verhalten würde. Sie müssen aber noch zeigen, daß Sie auch ein Mensch sind. Lassen Sie sich etwas Anteilnahme und Mitgefühl anmerken. Immerhin scheint es ihr doch sehr nahezugehen. Zeigen Sie ihr deshalb, daß Sie sie verstanden haben. Zuletzt waren Sie noch zu distanziert. Ein wenig Mitgefühl wird Ihnen viel einbringen. Machen Sie einen anderen Versuch.

Antwort B: *Arzt:* Trinken Sie viel auf diese Art?
Pat.: Nein, eigentlich nicht.

Hinweis: Sie sollten die positiven Gesichtspunkte Ihrer Patienten gegenüber zum Ausdruck bringen, nicht nur die möglicherweise negativen. „Viel" könnte bei ihr möglicherweise den Beiklang des Alkoholismus haben. „Wieviel trinken Sie denn am Abend jeweils?" wäre hier eine bessere Frage. Aber auch Fragen dieser Art sind irgendwie unpersönlich und kalt. Versuchen Sie es nochmals.

Antwort C: *Arzt:* Ist es Ihnen denn nicht klar, daß Sie damit Ihr Problem nicht lösen werden?
Pat.: Ich weiß schon, daß ich damit mein Problem nicht löse. Ich habe jedoch gedacht, daß Sie mich verstehen würden.
Arzt: Ich habe volles Verständnis für Ihre Einsamkeit und das Gefühl, daß Sie einen trinken müssen, aber Sie müssen sich darüber im klaren sein, daß es nicht das Beste ist, was Sie tun können.

Hinweis: Wie wollen Sie wissen, daß es nicht doch die beste Alternative in ihrer besonderen Situation ist? Es könnte besser sein, als Medikamente einzunehmen, oder sich umzubringen.

Pat.: Glauben Sie, das würde ich mir nicht auch klarmachen? Was glauben Sie denn, weswegen ich zu Ihnen gekommen bin?

Hinweis: Jetzt sagen Sie der Patientin etwas, was ihr schon vorher klar war und worüber sie sich geschämt hat. Sie hatte versucht, Sie zu glorifizieren, damit Sie ihre Beschwerden verstehen würden, ohne sie weiter schuldig zu sprechen. Es kann sein, daß Sie persönlich das Trinken ohne Gesellschaft verurteilen. Sie müssen jedoch auch die Not der Patientin verstehen, frei mit Ihnen darüber zu sprechen. Sie gaben ihr einen Rat, als ob Sie genau wüßten, daß Sie in der Situation der Patientin selbst besser zurechtkämen. Mit welchem Recht wollen Sie ihr erzählen, was Sie tun und lassen soll?
Machen Sie einen anderen Versuch!

Antwort D: *Arzt:* Und dann?

Pat.: Dann geht es mir etwas besser, und dann schenke ich mir meistens noch einige ein.

Arzt: Können Sie sich dabei entspannen?

Pat.: Eigentlich nicht — aber ich kann dann wenigstens schlafen. Ach, armer Herbert, wenn er nur wüßte, was seine elende Frau durchmacht.

Arzt: Das muß Ihnen aber sehr zu schaffen machen! (Empathische Antwort.)

Pat.: Ach ja, es ist eine schreckliche Spannung, einfach schrecklich — aber was soll ich denn machen? Ich habe immer Angst, er könnte die leeren Flaschen finden. Und wenn er dann zur Arbeit gegangen ist, dann genehmige ich mir noch einige.

Arzt: Ach ja, wieviel sind es denn eigentlich?

Hinweis: Sie haben die Gefühle der Patientin akzeptiert, Sie haben ihr Achtung erwiesen und haben sie merken lassen, daß Sie versuchen wollen, sie und ihr Problem zu verstehen. Sie hat frei über ihre Situation zu Hause gesprochen, obwohl sie darüber sehr strenge Ansichten hat. Für diese Situation hat sie Sie glorifiziert, indem Sie Ihnen Komplimente gemacht hat. Sie muß das Gefühl haben, daß Sie ein warmer und verständiger

Wunderdoktor sind, damit sie Ihnen ihre Probleme anvertrauen kann. Diese Antwort „und dann?" war nicht distanziert. Sie hat aber der Patientin deutlich gemacht, daß Sie von ihr gerne die Fortsetzung der Geschichte auf ihre Art gehört hätten und das zu schätzen gewußt hätten. Die Patientin spürte auch Ihr Interesse an ihrem Problem.

---

4. *Pat.:* So zwei oder drei, genausoviel wie am Abend.
Arzt: Stehen Sie morgens schon mit diesen Schmerzen auf?
Pat.: Ja, so ist es.
Arzt: Und wann wird es dann besser?
Pat.: Nun, ich trinke morgens, dann bin ich nicht so bedrückt. Es wird dann auch immer besser, besonders nach dem Frühstück und ich fühle mich dann wohler. Ich esse ziemlich viel zum Frühstück. Nicht nur Brötchen und Kaffee, sondern auch noch ein Ei.
Arzt: Sie haben vorhin erwähnt, daß Sie die Schmerzen erstmals verspürt hatten, als Sie am Samstag lange aus waren – was haben Sie an dem Abend gemacht?
Pat.: Wir waren beim Kegeln. Alle waren lustig und haben was getrunken. Ich kann mich noch erinnern, daß ich mehr als sonst getrunken habe.
Arzt: Und wieviel trinken Sie denn so im allgemeinen an so einem Abend?
Pat.: Ach, nicht genug, um voll zu werden, nur gerade so viel, daß ich mich noch entspannen kann und den Abend genießen kann.
Arzt: Können Sie sich denn dabei entspannen?
Pat.: Ja, nach drei oder vier Gläsern fühle ich mich ganz wohl.
Arzt: In letzter Zeit trinken Sie abends etwa genausoviel wie am Vormittag?
Pat.: Ja, jeden Abend in den vergangenen zwei Wochen oder so.
Arzt: Was würde denn Ihr Mann dazu sagen, wenn er wüßte, daß Sie so etwas machen?
Pat.: Um Gottes willen, der würde mich entmündigen, mich seine eigene Frau, wenn er das erfahren würde.
Arzt: Und wie ist Ihnen dabei zumute?
Pat.: – Pause – Ich schäme mich, daß es ihm überhaupt in den Kopf kommen könnte, mich wegen meiner Torheit hinauszuwerfen.
Arzt: Sie schämen sich wirklich?
Pat.: Ja, ich glaube, ich schäme mich wegen meiner schlechten Haltung. Außerdem, weil ich Angst habe, wohin das alles noch führen wird.

Arzt: Zum Beispiel?
Pat.: Mein älterer Bruder war Trinker. Er starb an einer Leberkrankheit. Ich weiß, was er durchgemacht hat. Sie wohnten in unserer Straße und ich habe ihn jeden Tag besucht.
Arzt: Schon der Gedanke daran wird Ihnen ziemlich Angst machen.

Anmerkung: Sie haben Mitgefühl, Empathie gezeigt und lassen zu, daß die Patientin eine Alternative für ihr Verhalten angibt, die Sie unterstützen könnten. Bei einem weiteren Gespräch mit der Patientin werden Sie möglicherweise noch andere Lösungsmöglichkeiten entdecken, um die Einsamkeit der Patientin zu überwinden und um weiteres Trinken zu verhindern. Sie können aber auch fremde Hilfe in Anspruch nehmen. In Frage kommen etwa ein Pfarrer, ein Eheberater oder sonstige Helfer, die man in diesem verzweifelten Fall zu Hilfe rufen kann, um der Patientin in ihrer ausweglosen Lage zu helfen. Mit der zusätzlichen Information, die Sie soeben gewonnen haben, können Sie ihre Angaben von Schmerzen wahrscheinlich mit einer alkoholischen Gastritis erklären. Wenn Sie daran denken, was die Patientin täglich trinkt, hat diese Annahme einiges für sich. Weitere Untersuchungen sowie die Durchführung eines umfassenden Behandlungsplanes (medizinisch und psychotherapeutisch) sollten Ihre Diagnose bestätigen und das Fortschreiten des Leidens verhindern.

Fall 7:
Frau Möller – Eine manipulative Patientin

Frau Möller ist eine ältliche Witwe, die Sie seit einigen Jahren kennen. Sie ist der Mittelpunkt der Familie. Sie herrscht über ihre Kinder. Sie gibt ihnen großzügige finanzielle Unterstützung und teure Geschenke. Als Dankbarkeit verlangt sie ständige Umsorgung und Rücksichtnahme. Sie hat eine schwere Herzkrankheit und benützt diese, um ihre Position innerhalb ihrer Familie zu bestärken. Sie kommt in Ihr Sprechzimmer und klagt über Schmerzen in ihrer Brust. Sie untersuchen sie und finden im Vergleich zu früher keine Veränderung. Mit Ihrem Gespräch versuchen Sie einige der Probleme der Patientin und ihrer Familie zu klären und abzubauen.

Verfahren Sie entsprechend der Anleitung, die am Anfang des Gespräches mit Herrn Höfer auf Seite 164 gegeben wurde.

1. *Arzt:* A. Frau Möller, ich habe Sie jetzt untersucht und finde, an Ihrer Herzkrankheit hat sich nichts verändert. Ich werde Ihnen jetzt etwas aufschreiben, damit Sie sich etwas entspannen können. Ich möchte aber doch betonen, daß Sie nichts haben, was Sorgen machen könnte.
   B. Nun, Frau Möller, ich glaube nicht, daß Sie eine vernünftige Ausrede hatten, um heute hierherzukommen. Ich meine, Sie machen sich und Ihrer Familie eine Menge unnötiger Sorgen und Ausgaben, wenn Sie Ihre Herzbeschwerden so sehr in den Vordergrund rücken. Dabei hat sich offensichtlich seit Ihrer letzten Untersuchung nichts verändert.
   C. Die Untersuchung hat gezeigt, daß sich an Ihrer Herzkrankheit seit Ihrem letzten Besuch nichts verändert hat. Was macht die Familie zu Hause?

Meine Wahl

Antwort A: *Arzt:* Frau Möller, ich habe Sie jetzt untersucht und finde, an Ihrer Herzkrankheit hat sich nichts verändert. Ich

werde Ihnen jetzt etwas aufschreiben, damit Sie sich etwas entspannen können. Ich möchte aber doch betonen, daß Sie nichts haben, was Sorgen machen könnte.
Pat.: Wollen Sie sagen, daß es nichts gibt, worüber ich mir Sorgen machen müßte?
Arzt: Das ist meine Überzeugung.
Pat.: Und Sie glauben also, ich sollte nach Hause gehen und aufhören, mir Sorgen zu machen?
Arzt: Solange Sie Ihre Medikamente einnehmen, sehe ich keinen Grund, warum Sie sich Sorgen machen sollten.
Pat.: Jetzt geht es mir schon viel besser.

Hinweis: Die Patientin geht zu ihrer Familie zurück und fühlt sich in ihrer alten Rolle gestärkt. Durch Ihre ärztliche Bestätigung haben Sie soeben ihre Position in ihrer Rolle bekräftigt. Sie wird mit denselben Beschwerden immer und immer wieder zu Ihnen kommen. Nichts wird sich ändern. Mit ihren Beschwerden beherrscht sie weiterhin ihre Familie. Sie hätten eher den Zustand der Patientin verbessern sollen, als sie darin zu bekräftigen. Sie erhöhen außerdem unnötigerweise den Kostenaufwand für ihre Gesundheit. Lesen Sie diesen Dialog nochmals und machen Sie einen anderen Versuch.

Antwort B: *Arzt:* Nun, Frau Möller, ich glaube nicht, daß Sie eine vernünftige Ausrede hatten, um heute hierherzukommen. Ich meine, Sie machen sich und Ihrer Familie eine Menge unnötiger Sorgen und Ausgaben, wenn Sie Ihre Herzbeschwerden so sehr in den Vordergrund rücken. Dabei hat sich doch offensichtlich seit Ihrer letzten Untersuchung nichts verändert.
Pat.: Nun, Herr Doktor, ich weiß, daß etwas mit mir nicht stimmt und nehme doch an, daß meine Herzkrankheit Grund genug ist, Sie aufzusuchen. Wenn Sie mir weiterhin so kommen, werde ich mit meinen Beschwerden zu einem anderen Arzt gehen, der sich mehr um seine Patienten kümmert.

Hinweis: Mit Ihrer Antwort B haben Sie den Widerspruch der Patientin herausgefordert. Es ist sehr wohl möglich, daß die Patientin tatsächlich zu einem anderen Arzt gehen wird. Dieses wäre sowohl für Sie als auch für die Patientin von Nachteil. Es hängt von der Beziehung zwischen der Patientin und Ihnen und dem Grad des Vertrauens der Patientin in Ihr ärztliches Können ab, ob sie weiterhin zu Ihnen kommen wird. Lesen Sie jetzt bei Nummer zwei weiter.

Antwort C: *Arzt:* Die Untersuchung hat gezeigt, daß sich an Ihrer Herzkrankheit seit Ihrem letzten Besuch nichts verändert hat. Was macht die Familie zu Hause?
Pat.: Susi war in der letzten Zeit bei ihren Kindern und Hans ist weg auf seiner neuen Arbeitsstelle.
Arzt: So waren Sie ganz allein?

Hinweis: „Wie werden Sie damit fertig?" oder eine ähnliche Antwort könnte Ihnen auf der Zunge liegen. Jetzt müssen Sie Ihr Mitgefühl zeigen. Lassen Sie es die Patientin wissen, daß Sie ihre Empfindungen verstanden haben. Sie brauchen keine tiefschürfenden Schlußfolgerungen anzustellen, um die Gefühle der Patientin nachzuempfinden.

Pat.: Ja, man wird ganz trübselig, wenn man in seinen vier Wänden mit seiner Katze alleine ist.
Arzt: Sie haben niemand, mit dem Sie reden könnten?
Pat.: Nun, mit meiner Nachbarin habe ich mich ganz gut verstanden – wir haben viel zusammen gesprochen, aber sie starb vor einem Monat.
Arzt: Hat Sie das sehr betroffen?
Pat.: Jetzt habe ich überhaupt niemand mehr, mit dem ich reden kann. Ich fühle mich immer einsam, die Zeit geht nicht vorbei. Ohne die Kinder kann ich nicht viel dagegen machen.
Arzt: Und was machen Sie, wenn die Kinder bei Ihnen sind?
Pat.: Ach, da sitzen wir zusammen und reden und ich spiele mit den Enkelkindern. Es tut so gut, wenn die bei mir sind.
Arzt: Sie suchen jetzt mehr die Gesellschaft Ihrer Kinder?
Pat.: Ja, Herr Doktor, sie sind das einzige, was ich noch habe – ich weiß, ich hänge zu sehr an ihnen. Mir fehlt alles, wenn ich alleine bin.
Arzt: Und was halten Ihre Kinder davon?
Pat.: Das weiß ich wirklich nicht, Herr Doktor. Mir scheint, ich kann sie nicht an mich fesseln. Aber ich nehme an, daß jede Mutter ihre Kinder um sich haben möchte.
Arzt: Und wodurch halten Sie Ihre Kinder um sich?

Pat.: Ich versuche, so nett zu ihnen zu sein, wie ich nur kann. Ach, manchmal entzweien wir uns, es wird aber immer wieder gut dann.
Arzt: Was machen Sie, damit es wieder gut wird?
Pat.: Meistens gebe ich dann den Kindern irgend etwas, um den Schaden, den ich angestiftet habe, wiedergutzumachen.
Arzt: Sie machen Ihren Kindern Geschenke?
Pat.: Ja, wie damals, als Susi und ich eine Auseinandersetzung wegen der Taufe des Kleinen hatten. Ich habe ihr dann später, als wir uns beruhigt hatten, das Geld für das Taufkleidchen gegeben.
Arzt: Warum machen Sie das?
Pat.: Ich weiß nicht, ich glaube, ich habe das seit ihrer Kindheit so gemacht.

Hinweis: Sie sind jetzt auf der rechten Spur, Sie sind jetzt an die Probleme herangekommen, die zwischen Frau Möller und ihren Kindern stehen. Mit dieser Art des Gespräches können Sie fortfahren. Damit machen Sie es der Patientin möglich, ihre Spannungen abzubauen. Es kann sein, daß Sie mehrere Sitzungen dieser Art benötigen, um die Probleme wirksam zu lösen. Sie haben gemerkt, wie der verdeckte Inhalt dieses Gespräches den Zustand der Patientin verschlimmern und Ihre Behandlung erschweren kann. In diesem Fall haben die Frustrationen von Frau Möller ihre Herzkrankheit noch nicht verschlechtert. Diese naheliegende Möglichkeit dürfen Sie jedoch nicht außer acht lassen, solange sie unter ihren Frustrationen leidet. Wenn Sie nicht vorher die Antwort B gewählt hatten, gehen Sie nochmals dorthin zurück. Das Ergebnis dieses Gespräches dürfte auch für Sie von Interesse sein.

---

2. Die Patientin geht verärgert weg. Sie erfahren später, daß sie in ihre vier Wände und zu ihrer Katze zurückgekehrt ist. In den letzten drei Tagen wurde sie krank und mußte sich ins Bett legen. Mindestens eines ihrer Kinder ist ständig bei ihr. Einige Tage, nachdem Sie dieses gehört haben, erhalten Sie die Ehre eines weiteren Besuches von ihr. Sie wird von der Sprechstundenhilfe hereingeführt und trägt ein kleines Päckchen.

Arzt: Guten Tag, Frau Möller, was bringt Sie heute hierher?
Pat.: Ich möchte, daß Sie mir ein neues Rezept für meine Herztabletten ausstellen. Ich habe wohl das Original verloren und jetzt habe ich keine mehr.
Arzt: Nun, da kann geholfen werden (nimmt seinen Rezeptblock zur Hand)!
Pat.: Ich schäme mich immer noch über mein Verhalten bei meinem letzten Besuch bei Ihnen. Ich glaube, ich muß mich dafür entschuldigen (das kleine Päckchen wird vor Ihnen auf den Schreibtisch gelegt). Hier, Herr Doktor, das ist für Sie und Ihre Frau. Ich dachte, es wird Ihnen Freude machen.
Arzt: Nun, Frau Möller, Sie wissen, das ist wirklich nicht nötig.
Pat.: Ja, Herr Doktor, ich weiß aber auch, daß ich Ihnen sehr viel Schwierigkeiten gemacht habe; ich möchte das wiedergutmachen.
Arzt: A. Sie merken, daß sie enttäuscht wäre, wenn Sie ihr Geschenk nicht annehmen würden und antworten: „Nun gut, wenn es Sie glücklich macht, aber ich glaube nicht, daß ich dies verdient habe!"
  B. Sie erkennen die Bedeutung dieser Handlung klar und antworten: „Nein, Frau Möller, es tut mir leid, ich kann Ihr Geschenk nicht annehmen. Ich erkenne Ihre Geste an, kann Ihr Geschenk aber nicht behalten."
  C. „Vielen Dank Frau Möller". Sie lassen das Geschenk ungeöffnet auf Ihrem Schreibtisch. „Ich schätze Ihre Aufmerksamkeit, ich möchte aber wissen, ob irgend etwas bei Ihrem letzten Besuch Ihrer Ansicht nach ein solches Geschenk notwendig gemacht hat?"

Meine Wahl

Antwort A: *Arzt:* Sie merken, daß sie enttäuscht wäre, wenn Sie ihr Geschenk nicht annehmen würden und antworten: „Nun gut, wenn es Sie glücklich macht, aber ich glaube nicht, daß ich dies verdient habe!"
Pat.: Oh, ich glaube doch, Herr Doktor!

Hinweis: Sie haben recht, Herr Doktor, Ihr Honorar haben Sie nicht verdient! Jetzt haben Sie sich genau so benommen, wie sie es von ihren Kindern erwartet und Sie haben dieselbe Position eingenommen, die sie für ihre Kinder geschaffen hat. Außerdem haben Sie gegen den Anstand verstoßen. Wenn Sie nämlich das Geschenk auspacken, finden Sie einen Fünfhundertmarkschein. — Dies ist doch kein vernünftiges Geschenk mehr, nicht wahr? Sie hat sich immer Freundschaft gekauft und nun hat sie auch noch die Ihre erstanden. Sie bestärken sie in ihren neurotischen Versuchen, sich Freunde zu kaufen und Fehler damit wiedergutzumachen. Machen Sie einen anderen Versuch.

Antwort B: *Arzt:* Sie erkennen die Bedeutung dieser Handlung klar und antworten: „Nein, Frau Möller, es tut mir leid, ich kann Ihr Geschenk nicht annehmen. Ich erkenne Ihre Geste an, kann Ihr Geschenk aber nicht behalten."

Hinweis: Sie haben korrekt, aber nicht ärztlich gehandelt. Die Patientin hat noch keine Einsicht, warum Sie Ihnen ein Geschenk machen wollte und warum sie versucht, Sie als ihren Arzt genau wie ihre Kinder zu behandeln. Sie haben außerdem ihr weder geholfen noch ihr Verhalten geändert. Machen Sie einen anderen Versuch.

Antwort C: *Arzt:* „Vielen Dank Frau Möller". Sie lassen das Geschenk ungeöffnet auf Ihrem Schreibtisch. „Ich schätze Ihre Aufmerksamkeit, ich möchte aber wissen, ob irgend etwas bei Ihrem letzten Besuch Ihrer Ansicht nach ein solches Geschenk notwendig gemacht hat?"
Pat.: Ich hielt es einfach für richtig.
Arzt: Oh, weswegen denn? (Konfrontation)
Pat.: Nun, Sie waren böse auf mich, oder nicht? Als ich zu Hause darüber nachgedacht habe, schien es mir, als seien Sie mir wirklich böse.
Arzt: Hatten Sie wirklich diesen Eindruck?
Pat.: Nun, Sie sagten doch, daß ich nicht wirklich krank sei und haben damit zum Ausdruck gebracht, daß ich mit meinem Herzleiden Ihre Zeit und auch die meiner Kinder verschwende.
Arzt: Schenken Sie immer denen etwas, die Ihnen Ihrer Ansicht nach böse sind?
Pat.: Nicht immer, es hilft aber, die Dinge wieder ins reine zu bringen. Das ist wenigstens meine Ansicht.
Arzt: Machen Sie auch Ihren Kindern Geschenke?
Pat.: Ja, das schon, aber wir haben nicht so oft Streit.
Arzt: Machen Sie das schon seit langem so? (Es ist ganz

offensichtlich, daß sie dieses Verhalten schon lange praktiziert. Ihre Aussage zeigt daher Ihr Verständnis und veranlaßt die Patientin, die Ursache ihres Verhaltens zu diskutieren.)

Pat.: Ja, ich glaube schon – schon seit ihrer Kindheit.

Arzt: Und es hat Ihnen geholfen, die Dinge wieder in Ordnung zu bringen?

Pat.: Nun ich, ich glaube nicht, daß es etwas geschadet hat.

Arzt: Glauben Sie, daß so etwas notwendig ist?

Pat.: Eigentlich nicht – aber mehr habe ich nicht, Herr Doktor (sie beginnt zu weinen). Ich bin halt nur eine einsame, alte Mutter und bin sonst nichts mehr wert (weint weiterhin).

Arzt: A. Nun, Sie brauchen nicht zu weinen, hören Sie damit auf, dann wollen wir über das reden, was Sie so bedrückt (im Tonfall beruhigend).

B. Schweigen.

C. Worüber denken Sie jetzt nach?

D. Nun Frau Möller, ich weiß, daß es nicht angenehm ist, darüber zu reden, aber können Sie mir noch mehr davon erzählen? (Der Patientin wird dabei auf die Schulter geklopft.)

E. Was meinen Sie mit: „Ich bin sonst nichts mehr wert"? Was soll es bedeuten, wenn Sie sagen: „Mehr habe ich nicht"? (Damit fordern Sie die Patientin heraus.)

Meine Wahl

Antwort A: *Arzt:* Nun, Sie brauchen nicht zu weinen, hören Sie damit auf, dann wollen wir über das reden, was Sie so bedrückt (im Tonfall beruhigend).

Hinweis: Sind Sie von Tränen so betroffen, daß Sie die Patientin nicht weinen lassen können? Ihr Weinen kann Ihnen großen Vorteil bringen! Sie muß sich bei Ihnen ausweinen können und darüber sprechen können, wie sehr sie die Lage einer alten Mutter, die keiner mehr will, bedrückt. Lassen Sie sich nicht von ihrem Ausweinen abschrecken, dies ist meist eine Bitte um Hilfe.

Antwort B und C: (Die Patientin hat mit dem Weinen aufgehört).
Arzt: Sagen Sie mir doch bitte, welche Gedanken Sie eben hatten.
Pat.: Alles scheint mir so nutzlos.
Arzt: In welcher Beziehung?
Pat.: Alles was ich mache, wird kritisiert und hilft anscheinend nicht (gehen Sie jetzt zu Nummer drei).

Antwort D: *Arzt:* Nun, Frau Möller, ich weiß, daß es nicht angenehm ist, darüber zu reden, aber können Sie mir noch mehr davon erzählen? (Der Patientin wird dabei auf die Schulter geklopft.)

Hinweis: Tränen sind ein bemerkenswertes Mittel zur Verführung. Bei einer Witwe im Alter von Frau Möller ist es wahrscheinlich ungefährlich, ihr auf die Schulter zu klopfen. Fühlen Sie sich aber nicht in allen derartigen Fällen sicher. Die Tränen helfen Ihnen weiter. Sie haben die Gefühle Ihrer Patientin nicht verletzt. Sie brauchen nicht in die Verteidigung zu gehen. Wenn Sie bei Ihnen weint, will sie damit vielleicht prüfen, wieviel Festigkeit und Verständnis Sie für eine Patientin haben. Wenn Sie die Tränen der Patientin aushalten können und ihren Gedanken folgen können, werden Sie diese Prüfung mit Auszeichnung bestehen. Das Weinen könnte aber auch ein Mittel sein, das Besprechen einer bestimmten Angelegenheit zu umgehen. Wenn Sie daher die Besprechung dieser Angelegenheit fortsetzen, bringen Sie ihre Verteidigung, mit der sie weitere Fragen verhindern wollte, zum Einstürzen. Versuchen Sie es nochmal

Antwort E: *Arzt:* Was meinen Sie mit: „Ich bin sonst nichts mehr wert"? Was soll es bedeuten, wenn Sie sagen: „Mehr habe ich nicht"? (Damit fordern Sie die Patientin heraus.)
Pat.: Nun genauso, wie es ist, niemand kümmert sich mehr um mich.
Arzt: Wie kommt das?
Pat.: Nun, Frau B., meine Nachbarin, war eine echte Freundin, aber sie starb etwa vor einem Monat und seitdem habe ich nur noch die Kinder.
Arzt: So haben Sie tatsächlich außer Ihren Kindern niemand mehr, mit dem Sie die Zeit verbringen könnten? (Eine Zusammenfassung.)

Pat.: Nein, Herr Doktor, das habe ich nicht.
Arzt: Und niemand hört sich Ihre Probleme an?
Pat.: Ja, das stimmt.
Arzt: Glauben Sie denn nicht, Sie würden genauso gerne die Zeit auch mit anderen Menschen wie mit Ihren Kindern zubringen?
Pat.: Doch, das glaube ich schon, aber ich kenne nicht viele andere Menschen. (Pause) Ich könnte mir schon vorstellen, daß es nett wäre, mit anderen Menschen zusammen zu sein, aber ich hatte eben seit langem nur meine Kinder.
Arzt: Vielleicht haben Sie nie versucht, außer mit Ihren Kindern und mit Frau B. mit anderen Menschen gut Freund zu sein?
Pat.: Das könnte schon sein, aber ich kann mir gar nicht vorstellen, wie sich das ändern könnte.

Hinweis: Sie können jetzt mit der Besprechung der Lage der Patientin fortfahren. Nachdem Sie ihr Gefühl der Vereinsamung offengelegt haben, können Sie ihr eine neue Verhaltensweise vorschlagen, die die Frustration in ihrem Verhältnis zu ihrer Familie ausschaltet. In Frage kämen zum Beispiel Tätigkeit in einem Wohlfahrtsverband oder in der Kirche oder eine Wiederaufnahme des Kontaktes mit alten Freunden, falls es noch solche gibt. Sie haben den verborgenen Inhalt der Probleme dieser alten Dame erfolgreich aufgedeckt – damit haben Sie den Schlüssel zur Behebung ihrer Notlage in der Hand. Fahren Sie jetzt mit Nummer drei fort.

---

3. Frau Möller ist gegangen und Sie öffnen das Geschenk, das sie Ihnen übergeben hat. Sie finden darin einen Fünfhundertmarkschein. Wie werden Sie sich weiter verhalten?
   A. Das Geschenk annehmen und es später nicht mehr erwähnen.
   B. Ihr das Geld mit einem kurzen Brief zurückschicken, in dem Sie darlegen, daß Sie ihre Aufmerksamkeit schätzen, das Geschenk wegen seiner unangemessenen Höhe aber nicht annehmen können.
   C. Ihr einen Brief schreiben und ihr erklären, daß Sie den Betrag von ihren zukünftigen Rechnungen absetzen werden.
   D. Ihr das Geschenk beim nächsten Besuch zurückgeben und erklären, warum Sie sich so verhalten.

E. Das Geschenk annehmen, beim nächsten Besuch aber erwähnen, daß es unvernünftig groß war und daß Sie in Zukunft Geschenke dieser Größenordnung nicht mehr annehmen werden.

Meine Wahl

Antwort A: Das Geschenk annehmen und es später nicht mehr erwähnen.

Hinweis: Warum wollen Sie den Kopf in den Sand stecken? Wenn Sie diese Geste übergehen, wird sich die Lage der Patientin in keiner Weise ändern. Sie hat allerdings das Verhältnis zwischen sich und Ihnen ganz erheblich verändert. Haben Sie das Gefühl, Sie hätten dieses Angebot nötig oder haben Sie Hemmungen, mit der Patientin über fünfhundert Mark zu reden?

Antwort B: Ihr das Geld mit einem kurzen Brief zurückschicken, in dem Sie darlegen, daß Sie ihre Aufmerksamkeit schätzen, das Geschenk wegen seiner unangemessenen Höhe aber nicht annehmen können.

Hinweis: Warum sind fünfhundert Mark zuviel? Wären fünfzig Mark richtig gewesen? Der wichtigste Punkt, der zu beachten ist, ist das Prinzip des Geschenkes und der Mechanismus des Transfers, den die Patientin mit diesem Geschenk einleitet.

Antwort C: Ihr einen Brief schreiben und ihr erklären, daß Sie den Betrag von ihren zukünftigen Rechnungen absetzen werden.

Hinweis: Diese Handlung hat das Gute an sich, daß Sie der Patientin klarmachen, daß Sie keine *Geschenke* von ihr annehmen, sondern daß eine Vergütung nur auf der Grundlage einer geschäftlichen Verabredung in Frage käme. Hätten Sie das Geschenk von vornherein nicht angenommen, hätten Sie diese ganze Unannehmlichkeit nicht gehabt.

Antwort D: Ihr das Geschenk beim nächsten Besuch zurückgeben und ihr erklären, warum Sie sich so verhalten.

Hinweis: Die Lösung D ist wirklich ganz plump und ist Anlaß, die ganze Angelegenheit erneut zu diskutieren. Mit dieser Verzögerung haben Sie die Lösung des Problems, das jetzt im Augenblick ansteht, verpfuscht. Hätten Sie das Geschenk sofort abgelehnt, als es Ihnen angeboten wurde, bräuchten Sie jetzt nicht „wie ein Elefant im Porzellanladen herumzutrampeln".

Antwort E: Das Geschenk annehmen, beim nächsten Besuch aber erwähnen, daß es unvernünftig groß war und daß Sie in Zukunft Geschenke dieser Größenordnung nicht mehr annehmen werden.

Hinweis: An welcher Höhe wären Sie denn interessiert — etwa zweihundert Mark oder auch hundert Mark? Sie würde Ihnen wahrscheinlich auch hierbei gerne zu Gefallen sein. Sie hätten damals gleich erkennen müssen, aus welchem Grund Ihnen das Geschenk angeboten wurde.

Anmerkung: An diesem Punkt des Gespräches sind Sie wahrscheinlich zum Widerspruch gereizt. Die Auswahlantworten, die wir gegeben haben, haben keine Möglichkeit einer primären Ablehnung des Geschenkes vorgesehen. Das geschah jedoch, um Ihnen die für den Fall der Annahme des Geschenkes zur Verfügung stehenden Möglichkeiten aufzuzeigen. Selten ist das Annehmen eines Geschenkes von Patienten völlig frei von Hintergründen. In diesem Fall war die Annahme schon aus ärztlichen Gründen kontraindiziert.

Wenn ein Geschenk wie hier zunächst angenommen wird und erst später eine Verweigerung wegen der Höhe des Betrages erfolgt, so entspricht dies der folgenden Geschichte eines jungen Paares. Er fragt sie: „Würdest Du mit mir ins Bett gehen, wenn ich Dir eine Million dafür geben würde?" Sie: „Ja, ich glaube schon." Er: „Würdest Du es auch für eine Mark machen?" Sie: „Natürlich nicht, denkst Du denn, ich sei eine Dirne?" Seine Antwort: „Nun, wir waren uns doch über die Sache einig, es geht jetzt nur noch um den Preis!" Der Vergleich mit dem Geschenk der Patientin ist eindeutig.

Ehe man irgend ein Geschenk oder eine Vergünstigung von einem Patienten annimmt, sollte man zuvor einige Fragen klären, dazu gehören die folgenden:

Womit haben Sie dieses Geschenk provoziert? Ist es wirklich ein Akt der Freigiebigkeit und der Wertschätzung für

Sie als Arzt, oder haben Sie unbeabsichtigt den Patienten dazu veranlaßt? In unserem gegenwärtigen Kulturkreis werden Geschenke meist nicht als Bezahlung, sondern vielmehr als Ausdruck der Liebe und der Verehrung gegeben. Haben Sie es nötig, daß der Patient seine Verehrung so zeigt? Warum braucht Ihr Selbstgefühl eine derartige Unterstützung? Weitere Fragen, die bedacht werden müssen, sind: Was veranlaßt den Patienten, das übliche Arzt-Patienten-Verhältnis zu ändern? Warum ist der Patient nicht mit seiner Rolle als Patient zufrieden? In dem Gespräch, das Sie soeben durchgearbeitet haben, wollte die Patientin das Arzt-Patienten-Verhältnis in ein Mutter-Kind-Verhältnis umwandeln, um Sie damit unter Kontrolle zu bekommen. Es kann sein, daß manche Patienten versuchen werden, Sie für sich zu gewinnen und Ihr Wohlwollen zu erkaufen.

Literatur

Anger, H.: Befragung und Erhebung. In: C. G. Graumann (Hrsg.) Handbuch der Psychologie. Band 7. S. 567.
Blyth, J. W., Alter, M.: How to conduct a selection interview, Los Angeles 1965.
Enelow, A. J., Wexler, M.: Psychiatry in the practice of medicine, New York 1966.
Erbslöh, E.: Interview, Stuttgart 1972.
Kunz, G.: Interview. In: Bernsdorf, W. (Hrsg.) Wörterbuch der Soziologie. Stuttgart 1969.
Laver, J.: Modesty in dress, Boston 1969.
Verwoerdt, A.: Communication with the fatally ill. Springfield, Ill. 1966.
Weed, L. L.: Medical records that guide and teach, New Engl. J. Med. *278*, 593–600 (1968).

Sachverzeichnis

Abstufungen, S. 70
Abwehrreaktion, S. 68
„Adjuvantien", S. 97
Allgemeinwissen, S. 87
Anleitung, S. 1
Anordnung, S. 92
Anteilnahme, Empathie, S. 29; S. 31
Aufklärung bei schwerer Krankheit, S. 81
Aufmerksamkeit, S. 87

Behandlungsvertrag, S. 25
Beistand, S. 29
Begrüßungsworte, S. 22
Beruhigung, S. 29
Berührung, körperliche, S. 45

Denken, abstraktes, S. 85
Depression, S. 135

Einleitung, S. 5
Eisbrecher, S. 23
Empathie, S. 29
Empathy, S. 29
Ermunterung, S. 26
Eröffnungsworte, S. 23

Facilitation, S. 26
Fähigkeiten, geistige, S. 84
Fall 1: Herzinfarkt, S. 115
Fall 2: Trunksucht, S. 138
Fall 3: Ein Eheproblem, S. 155
Fall 4: Rentenneurose, S. 164
Fall 5: „Gastritis" bei Konflikt im Beruf, S. 175
Fall 6: „Gastritis" bei familiärem Konflikt, S. 186
Fall 7: Herzinsuffizienz einer manipulativen Patientin, S. 197
Fragen, Antagonistische, S. 68
Fragen des Patienten, S. 78; S. 187
Fragen, dichotomische, S. 56

Fragen, direkte, S. 52
Fragen, offene, S. 26
Fragen, Problem-, S. 85
Fragen, Sondierungs-, S. 59
Fragen, Suggestiv-, S. 57
Fragen, Warum-, S. 72
Fürwörter, S. 121

Gedächtnis, S. 86
Gefühle des Arztes, S. 99
Geschenk, S. 201
Gespräch, Abschluß, S. 91
Gespräch, Abschnitte, S. 113
Gespräch, Einleitung, S. 19
Gespräch, Gestaltung, S. 61
Gespräch, Konzentration, S. 114
Gespräch, Planung, S. 65
Gespräch, Strukturierung, S. 61
Gespräch, Überleitung, S. 47
Gespräch, Unterbrechung, S. 73
Gespräch, Vorbereitung, S. 9; S. 14
Gespräch, Zweck, S. 11
Gruppengespräch, S. 101

Händedruck, S. 22

Information, S. 1
Informationsquellen, S. 17
Interpretation, S. 38

Katalogfragen, S. 50
Kleidung, S. 98
Körperhaltung, S. 97
Konfrontation, S. 35
Krebserkrankung, S. 80
Krise, S. 138

Merkfähigkeit, S. 86

„Natürliche" Umgebung, S. 61

Orientierung, S. 85

Panik, S. 30
Programmiertechnik, S. 1
Reassurance, S. 29
Rechenvermögen, S. 85
Reflexion, S. 37

Schlußworte, S. 92
Schuldgefühl, S. 129
Schweigen, S. 41
Selbstmord, S. 88
Selbstmordgedanken, S. 134

Sexualanamnese, S. 156
Stimme, S. 98
Support, S. 29

Überweisung, S. 93
Urteilsfähigkeit, S. 86

Verabschiedung, S. 92
Vereinsamung, S. 205

Weinen, S. 44; S. 139; S. 203

Zusammenfassung, S. 47

F. Anschütz
Die körperliche Untersuchung

Unter Mitarbeit von H. Marx, B. Strahringer
56 Abb. X, 194 Seiten. 1973. (Heidelberger Taschenbücher, Band 94, Basistext)
DM 14,80; US $ 5.50

Das vorliegende Buch stellt die praktische Anweisung ganz in den Mittelpunkt. Der Leser kann schnell die Technik der Handgriffe nachsehen und sofort nachvollziehen. Vor jedem Kapitel ist das Wichtigste zusammengefaßt, so daß der Lernende weiß, worauf es ankommt.

R. Gross
Medizinische Diagnostik – Grundlagen und Praxis

12 Abb., 14 Tabellen. XII, 218 Seiten. 1969.
(Heidelberger Taschenbücher, Band 48)
DM 9,80; US $ 3.70

In 5 Hauptteilen mit 32 Kapiteln werden Geschichte, Begriffe, Inhalt, Methoden und Probleme der heutigen medizinischen Diagnostik entwickelt. Dabei erfahren die Befragung und unmittelbare Untersuchung der Kranken, die ergänzenden physikalischen und chemischen Verfahren sowie die neue mathematisch-maschinelle Diagnostik eine gleichmäßige Berücksichtigung. Die Monographie zeigt Wege zu einer sinnvollen Synthese und zu einem weiteren Ausbau. Besondere Kapitel sind den subjektiven und objektiven Ursachen von Fehldiagnosen sowie den Grenzen und Möglichkeiten in der Allgemeinpraxis gewidmet. Obwohl die Aussagen an einer Fülle von konkreten Beispielen erläutert werden, handelt es sich nicht um eine spezielle Symptomen- oder Krankheitslehre. Es geht vielmehr um die ärztliche Einstellung zum Kranken und dessen Bezüge zum Arzt, um die medizinischen, logischen und mathematischen Grundlagen der Diagnostik. So tritt – in dieser Form z.Z. wohl einmalig im deutschen Schrifttum – zu den speziellen Werken der Differentialdiagnostik und der Computertechnik hier eine allgemeine Methodologie der medizinischen Diagnostik.

Preisänderungen vorbehalten

Examens-Fragen Innere Medizin

1000 Fragen mit Antworten und Literaturhinweisen
Bearbeitet von J. Aumiller
3., überarb. Auflage. 192 Seiten. 1973
DM 14,—; US $ 5.20
In Zusammenarbeit mit dem J. F. Lehmanns Verlag

Die Methodik dieser Fragenstellung ist so gewählt, daß sowohl die bei schriftlichen Prüfungen gebräuchlichen Auswahl-Fragen als auch die bei mündlichen Prüfungen gestellten Direkt-Fragen berücksichtigt werden. Die Tatsache, daß dieses Buch schon nach kurzer Zeit in dritter Auflage erscheinen konnte, beweist die Brauchbarkeit dieser Fragensammlung für die Examenskandidaten.

Inhaltsübersicht: Infektionskrankheiten — Tuberkulose — Krankheiten der Lunge — Blutkrankheiten — Herz- und Kreislaufkrankheiten — Krankheiten der Verdauungsorgane — Krankheiten der Niere und der ableitenden Harnwege — Genetik — Krankheiten des rheumatischen Formenkreises und Allergosen.

Therapie innerer Krankheiten

Herausgeber: E. Buchborn, H. Jahrmärker, H. J. Karl, G. A. Martini, W. Müller, G. Riecker, H. Schwiegk, W. Siegenthaler, W. Stich
32 Abb. XXXI, 650 Seiten. 1973
Geb. DM 48,—; US $ 17.80

Inhaltsübersicht: Herz und Gefäße — Atmungsorgane — Erkrankung der Niere und ableitenden Harnwege — Indikation zu operativen Behandlungsverfahren — Blut — Stoffwechsel — Gelenke, Knochen, Allergie — Endokrinologie — Gastroenterologie — Infektionskrankheiten — Allgemeine Behandlungsmethoden.

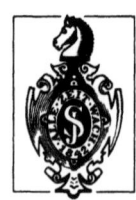

Springer-Verlag
Berlin · Heidelberg · New York

Preisänderungen vorbehalten

MIX
Papier aus verantwortungsvollen Quellen
Paper from responsible sources
FSC® C105338

If you have any concerns about our products,
you can contact us on
ProductSafety@springernature.com

In case Publisher is established outside the EU,
the EU authorized representative is:
**Springer Nature Customer Service Center GmbH
Europaplatz 3, 69115 Heidelberg, Germany**

Printed by Libri Plureos GmbH
in Hamburg, Germany